北京协和医院风湿免疫专家**张奉春教授**力作

痛风

早知早治
200问

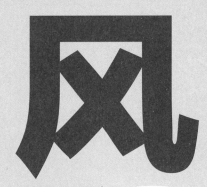

张奉春 ———— 编著

主任医师、教授、博士生导师
北京协和医院内科学系前主任、风湿免疫科前主任
中国医师协会风湿免疫科医师分会前会长

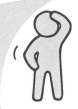

中国轻工业出版社

图书在版编目（CIP）数据

痛风早知早治 200 问 / 张奉春编著 . —北京：中国
轻工业出版社，2023.5
ISBN 978-7-5184-4279-9

Ⅰ.①痛⋯　Ⅱ.①张⋯　Ⅲ.①痛风—防治—问题解答
Ⅳ.①R5-44

中国国家版本馆CIP数据核字（2023）第 027345 号

责任编辑：程　莹　　责任终审：张乃东　　整体设计：悦然生活
策划编辑：付　佳　　责任校对：朱燕春　　责任监印：张　可

出版发行：中国轻工业出版社（北京东长安街6号，邮编：100740）
印　　刷：艺堂印刷（天津）有限公司
经　　销：各地新华书店
版　　次：2023年5月第1版第1次印刷
开　　本：710×1000　1/16　印张：12
字　　数：180千字
书　　号：ISBN 978-7-5184-4279-9　定价：49.80元
邮购电话：010-65241695
发行电话：010-85119835　传真：85113293
网　　址：http://www.chlip.com.cn
Email：club@chlip.com.cn
如发现图书残缺请与我社邮购联系调换
221299S2X101ZBW

　　在接诊中，我遇到了各种各样的患者。有的患者血尿酸高了却不当回事，觉得只要关节不痛就可以不吃药；有的患者关节痛了，胡乱吃止痛药，结果痛风反复发作，于是长期吃药，导致胃出了问题；有的患者血尿酸高导致关节痛，去了急诊、外科、骨科就诊，兜兜转转；有的患者虽然去了专科门诊就诊，但疼痛缓解后，自认为痛风好了，就不再复诊……

　　有很多类似患者，因种种原因而延误了病情，让人觉得痛心，这本来是可以避免的。

　　在信息泛滥的时代，看似正确实则不然的观点特别多，痛风患者总会有这样或那样的疑惑。现将门诊患者问得最多的问题汇集成书，希望能为痛风患者提供一些帮助。

　　全书以问答形式呈现，对痛风患者最关切的 200 个常见问题进行解答，对痛风的诊断、治疗、饮食、运动、用药等进行了详细介绍，针对性强，便于查找，适合痛风患者及其家属阅读。

　　愿本书能带领更多痛风患者走出防治误区，做好自己的健康第一责任人，管理好痛风，远离疼痛。

张奉春

目录
CONTENTS

第一章 **认知篇**
了解痛风基础知识

第二章 **饮食篇**

怎么吃尿酸不超标？

第三章 **运动篇**

如何运动排尿酸、防痛风发作？

第四章 **用药篇**

如何用药对身体伤害最小？

第五章 生活细节篇
促代谢、防复发

认知篇

了解痛风基础知识

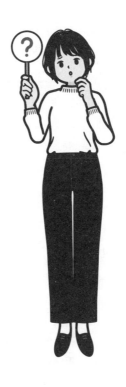

一图读懂本章要点

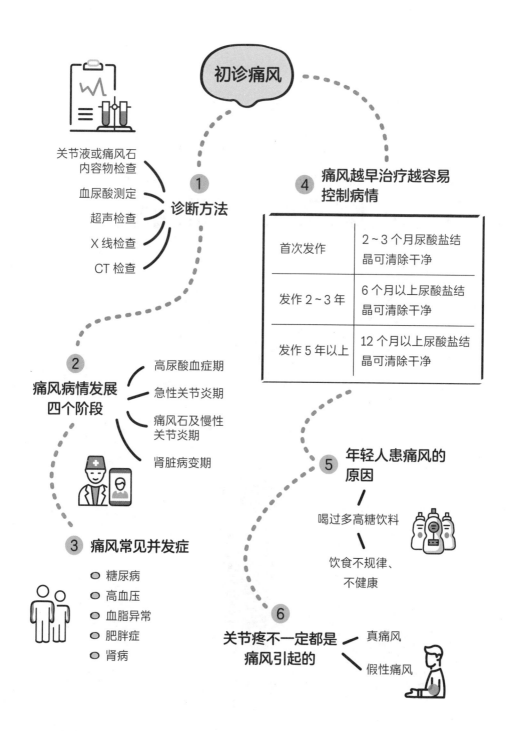

初诊痛风

① 诊断方法
- 关节液或痛风石内容物检查
- 血尿酸测定
- 超声检查
- X 线检查
- CT 检查

② 痛风病情发展四个阶段
- 高尿酸血症期
- 急性关节炎期
- 痛风石及慢性关节炎期
- 肾脏病变期

③ 痛风常见并发症
- 糖尿病
- 高血压
- 血脂异常
- 肥胖症
- 肾病

④ 痛风越早治疗越容易控制病情

首次发作	2~3 个月尿酸盐结晶可清除干净
发作 2~3 年	6 个月以上尿酸盐结晶可清除干净
发作 5 年以上	12 个月以上尿酸盐结晶可清除干净

⑤ 年轻人患痛风的原因
- 喝过多高糖饮料
- 饮食不规律、不健康

⑥ 关节疼不一定都是痛风引起的
- 真痛风
- 假性痛风

001 有哪些症状可以诊断为痛风?

扫一扫，听音频

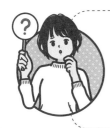

"医生，我在体检中查出尿酸高达 456 微摩 / 升，之前有过几次关节痛，吃止疼药就好了，怎么会诊断为痛风呢?"

痛风的前兆症状是尿酸升高，尿酸持续升高就意味着患者有可能会患上痛风。

除了尿酸升高，还有一些常见症状。

1. 痛风患者会有关节痛，关节活动不灵敏、僵硬的表现。受累关节及周围组织会有红肿热痛的症状。

2. 痛风患者可能会有发热、头痛、恶心、打寒战等症状。

3. 痛风患者可能会有关节变形、尿酸性肾病、心脑血管疾病等并发症。

大家可参考以下表格（参照 2015 年美国风湿病学会和欧洲抗风湿联盟联合推出的"8 分"诊断标准）来判定自己是否患有痛风。

项目		分类	得分
临床表现	受累关节	踝关节／足中段	1
		第一跖趾关节	2
	症状特征数目（发红／不能忍受触摸、按压／严重影响行走或无法活动）	1个特征	1
		2个特征	2
		3个特征	3
	发病病程	单次典型发作	1
		反复典型发作	2
	痛风石	有	4
实验室指标	血尿酸	<240微摩／升	-4
		360～480微摩／升	2
		480～600微摩／升	3
		≥600微摩／升	4
	关节液	单钠尿酸盐（MSU）阴性	-2
影像学	超声示双轨征或双能CT示尿酸盐沉积	有任意一种表现	4
	X线示骨侵蚀	有	4
诊断标准	总分≥8分诊断痛风		

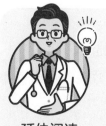

延伸阅读

合理预防，远离痛风

1. 避免诱因，如避免过度劳累、受凉、精神紧张等。

2. 慎用影响尿酸排泄的药物。如阿司匹林合并利尿剂治疗，特别是在血清白蛋白偏低的情况下，会令肾功能和尿酸排泄出现明显下降。如因病情需要，这些药物不能停用时，一定要合理使用，可配合其他药物促进尿酸排泄，如配合丙磺舒或配合中药等以减少药物的不良反应。

3. 避免过度出汗、腹泻等造成脱水、血液浓缩而诱发痛风。

4. 积极控制血尿酸，避免因高尿酸血症导致肾病、肾结石、痛风石等并发症。睡前或夜间必须喝水，以保证夜间尿酸排泄，防止尿液浓缩形成痛风性肾结石。

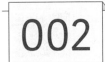

确诊痛风需要做什么检查？

扫一扫，听音频

关节液或痛风石内容物检查：该检查为诊断痛风的最佳检查，进行关节液或痛风石样本检查，可通过检测其中是否有尿酸盐结晶，确诊是否患有痛风。

血尿酸测定：作为常规辅助检查，应在患者发作 4 周后，未进行降尿酸治疗的情况下进行检测，由于血尿酸存在较大波动，有条件者应反复检测，取最高值。成年男性血尿酸值不应超过 420 微摩 / 升，成年女性血尿酸值不应超过 360 微摩 / 升。

超声检查：关节超声检查见双轨征，是痛风比较特异的表现。

X 线检查：可显示关节损害或痛风石，用于辅助诊断，但痛风早期 X 线一般无特殊显示。

CT 检查：CT 检查在受累部位可见痛风石影像，双源 CT 能特异性地识别尿酸盐结晶，可作为影像学筛查手段之一，辅助诊断痛风。

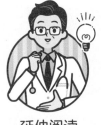

延伸阅读

检测血尿酸的注意事项

1. 应在清晨空腹状态下抽血送检。严格地说，在抽血的前 3 天应避免摄入高嘌呤食物，如海鲜、动物内脏等，并禁止饮酒；避免剧烈运动，如奔跑、快速爬楼、负重等，因为剧烈运动可使血尿酸升高。

2. 避免服用可导致血尿酸假性增高的药物，如阿司匹林、利尿剂等。

扫一扫，听音频

1 直系亲属患有痛风
　A. 是☐　B. 否☐　C. 不确定☐

2 曾患有肾结石或尿路结石
　A. 是☐　B. 否☐　C. 不确定☐

3 对外界刺激敏感
　A. 是☐　B. 否☐　C. 不确定☐

4 体检时发现尿酸值增高
　A. 是☐　B. 否☐　C. 不确定☐

5 患有高血压
　A. 是☐　B. 否☐　C. 不确定☐

6 患有糖尿病或者血糖值接近临界值
　A. 是☐　B. 否☐　C. 不确定☐

7 患有动脉硬化
　A. 是☐　B. 否☐　C. 不确定☐

8 大脚趾根部肿胀
　A. 是☐　B. 否☐　C. 不确定☐

9 为中老年男性
　A. 是☐　B. 否☐　C. 不确定☐

10 身体肥胖
　A. 是☐　B. 否☐　C. 不确定☐

11 每周都会做几次剧烈运动
　A. 是☐　B. 否☐　C. 不确定☐

12 不喜欢喝水
　A. 是☐　B. 否☐　C. 不确定☐

13 非常喜欢喝啤酒
　A. 是☐　B. 否☐　C. 不确定☐

14 喜欢吃动物内脏
　A. 是☐　B. 否☐　C. 不确定☐

15 喜欢吃烧烤
　A. 是☐　B. 否☐　C. 不确定☐

16 喜欢吃海鲜
　A. 是☐　B. 否☐　C. 不确定☐

17 喜欢吃畜禽肉，特别是肥肉
　A. 是☐　B. 否☐　C. 不确定☐

18 不喜欢吃蔬菜
　A. 是☐　B. 否☐　C. 不确定☐

注：选 A 计 3 分，选 B 计 1 分，选 C 计 2 分。

总分在 30 分以下的人处于较健康的状态，总分在 30 ~ 44 分的人可能已经患有高尿酸血症，总分在 45 ~ 54 分的人可能已经患有痛风。

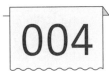 高尿酸血症和痛风会
遗传吗？

高尿酸血症和痛风有一定遗传性。

1. 血尿酸水平遗传可能性为 27%~41%。
2. 痛风遗传可能性为 30%，20% 的痛风患者存在家族史。
3. 痛风的发生与环境因素，如饮酒、暴食等关系较为密切。

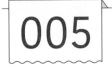 为什么女性患痛风
难以发现？

女性患者在症状上往往与男性患者有所不同。

发病年龄大

女性痛风患者的年龄一般较大，且多为绝经后的肥胖女性，发病时都会出现尿酸水平升高。发病原因主要是雌激素可以促进尿酸排泄，但绝经后，随着体内雌激素水平的降低，尿酸排泄会减少甚至消失。

此外，绝经后女性的肾功能随着年龄的增长而下降，尿酸排泄也会减少。因此，绝经后的女性痛风患者比较常见。

发病部位不同

女性痛风患者发病时以多关节受累为主，其中踝关节受累最多；上肢关节受累也较多，如手关节和肘关节等；这与男性患者多是第一跖趾关节受累的表现有所不同。

006 如何判断自己属于什么类型的痛风?

扫一扫，听音频

痛风分为原发性痛风、继发性痛风和特发性痛风三大类。

原发性痛风	继发性痛风	特发性痛风
占绝大多数，由遗传因素和环境因素共同致病，多由尿酸排泄障碍引起，具有一定的家族易感性。	主要由于肾脏疾病、药物、放疗等导致，如骨髓增生性疾病、慢性肾小球肾炎、铅中毒以及使用呋塞米、乙胺丁醇等药物引起的痛风。	此类痛风原因不明，包括急性发作性关节炎、痛风石形成、尿酸盐肾病等情况。

007 尿酸高是指尿液是酸性的吗?

扫一扫，听音频

尿酸高并不是指尿液是酸性的。

尿液中有很多成分，它的 pH 值并不是由尿酸决定的，而与硫酸盐、磷酸盐等成分有密切关系。尿液酸碱性与血液中的尿酸含量没有对应关系，所以，都是通过验血来看尿酸高不高，而没有测定尿液酸碱性这一项。

008 血尿酸水平多高算高？

正常嘌呤饮食状态下，非同日 2 次空腹血尿酸水平，如果男性高于 420 微摩 / 升，女性高于 360 微摩 / 升，即为高尿酸血症。在 37℃、pH 值为 7.4 时，血浆尿酸饱和度（尿酸盐最高溶解度）男性为 420 微摩 / 升，超过 420 微摩 / 升则易形成结晶而沉积在身体组织中，就可能会导致痛风。痛风急性发作时血尿酸常常大幅升高，缓解期可恢复正常。

早期及时对高尿酸血症进行干预，采取非药物治疗和药物治疗等手段，将尿酸水平控制在正常范围内，可以减少对机体的损害。

009 为什么血尿酸水平会偏高？

血尿酸水平偏高主要由嘌呤代谢障碍引起。

血尿酸水平偏高主要有以下三个方面的原因。

1. 高嘌呤食物摄入增多，尿酸合成增多，尿酸排泄减少。长期大量食用高嘌呤食物，比如动物内脏、海鲜等，容易导致体内尿酸含量增加。

2. 当合并有某些疾病，如红细胞增多症、骨髓增生性疾病时，体内核酸代谢会增加，因此容易导致尿酸形成过多。

3. 若患有肾脏疾病，如肾炎、肾病综合征等，会导致尿酸的排泄减少，因此体内尿酸也会增多。

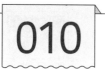 **010** 尿酸水平高了
怎么办？

扫一扫，听音频

尿酸水平高易引起高尿酸血症或痛风发作，应进行生活方式干预与药物治疗。

生活方式干预：如低嘌呤饮食、适量多喝水、戒酒等。

药物治疗：对于不同患者，给予的方案也不同，如高尿酸血症引起痛风反复发作，或并发糖尿病、高血压等，患者尿酸水平持续 >480 微摩 / 升，在痛风缓解期也要进行降尿酸药物治疗；患者在痛风急性发作期选择降尿酸的药物后，可能不仅无法止痛，还会使疼痛更为剧烈，急性发作期可给予消炎止痛治疗，可使用非甾体抗炎药、秋水仙碱、糖皮质激素等。

尿酸高，切记一定不要憋尿

憋尿会导致尿酸在泌尿系统内堆积，容易形成结晶石，损害肾脏健康，诱发肾脏病变，增加慢性肾衰竭的风险。

延伸阅读

011 脂肪为什么会阻碍尿酸排出呢？

扫一扫，听音频

脂肪代谢产物阻碍尿酸排泄，容易导致肥胖和代谢紊乱。

脂肪经过代谢后，也要经过肾脏排出，这就相当于要和尿酸争夺排泄通道。如果尿酸和脂肪代谢产物都不多，那肾脏还顾得过来；如果有一种很多，那肾脏就难免顾此失彼；如果两种同时大量涌来，那肾脏可就忙不过来了。

012 尿酸值和血糖值之间有关系吗？

扫一扫，听音频

尿酸值和血糖值之间有一定关系。

1. 血糖升高的患者多有高胰岛素血症，这会减少肾脏中尿酸的排泄，促进内源性尿酸生成。

2. 糖代谢紊乱、血脂代谢紊乱与尿酸代谢紊乱之间相互促进。

3. 血尿酸升高会加重胰腺中的胰岛 β 细胞损伤，从而促进血糖升高，甚至发展为糖尿病。

4. 部分降尿酸药物和降糖药物之间会相互干扰，影响尿酸排泄。

5. 糖尿病的并发症会加重身体相关组织缺氧，使乳酸生成增多，而乳酸会抑制尿酸排泄，血尿酸水平进一步升高，导致患痛风的概率增加。

013 高尿酸血症 / 痛风与高血压有关系吗？

扫一扫，听音频

高尿酸血症 / 痛风与高血压有一定关系。

1. 血尿酸每增加 60 微摩 / 升，高血压发病相对危险增加 1.4 倍。

2. 高血压可造成血管和肾脏损伤，影响尿酸排泄，导致血尿酸水平升高。

3. 降尿酸药物可轻度降低高尿酸血症患者的血压。

4. β 受体阻滞剂、普利类降压药和沙坦类降压药均明显增加痛风发生风险。

014 减肥对治疗痛风有效吗？

扫一扫，听音频

对于体形肥胖者，尤其是腹围较大者，减肥对治疗痛风有一定效果。

体形肥胖会对尿酸的代谢产生一定的影响，可能会导致机体内血尿酸水平升高，从而不利于疾病治疗。研究显示，减肥对机体内的尿酸代谢有一定的调节作用，有利于尿酸的代谢，因此对治疗痛风有一定的辅助作用。痛风患者可以通过慢跑、游泳等有氧运动以及低脂饮食等方法进行减肥。

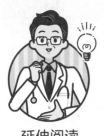

延伸阅读

肥胖男性应定期检测尿酸值

肥胖的人尿酸值通常会偏高，这是因为肥胖的人大多偏好肉类或重口味的高热量食品，造成动物性脂肪或蛋白质摄入过多，使体内的尿酸原料——嘌呤增加。而且肥胖的人容易流汗，这也会造成尿酸值偏高。此外，肥胖的人容易患上高胰岛素血症，会降低肾脏排泄尿酸的功能。因此肥胖的人要更加注意，特别是超过 30 岁的肥胖男性，应定期检测尿酸值。

015 气候和季节变化对痛风发作有什么影响？

扫一扫，听音频

气候和季节变化与痛风发作有一定的关联。

气候的变化与痛风发作有着密切的关联，关节受凉以后，皮肤的温度会有所下降，血液中的尿酸容易出现局部沉积，导致痛风发作。在炎热的夏天，痛风也容易发作，这主要是因为在炎热的夏天，人们会选择啤酒等饮品，从而增加嘌呤的摄入。痛风与季节变化有一定关联，在痛风发作期间一定要多饮水，避免吃海鲜类食物，并控制盐的摄入。

016 为什么痛风会引起全身关节疼痛、肿胀？

扫一扫，听音频

痛风引起全身关节肿痛，通常是嘌呤代谢紊乱所致。

嘌呤代谢紊乱，导致血尿酸浓度过高，如果尿酸长期高于正常水平，尿酸盐就会在关节及周围组织沉积，从而引起痛风性关节炎，出现关节的肿胀和疼痛。通常情况下，痛风多在夜间发病，而且起病急骤，患者关节会迅速出现红肿热痛和活动受限，这种疼痛如刀割般难忍，一般会在 3~7 天自然缓解，缓解期安然无恙，但是容易反复发作。平时要控制饮食，也要避免过度劳累、关节损伤等诱发因素。

017 尿酸降下来了，为什么痛风还是发作了？

扫一扫，听音频

尿酸降下来痛风还是发作，可能跟药物作用有关。

药物让血液中的尿酸水平急剧下降，关节中的尿酸盐结晶就会溶解释放，进入血液。但关节释放的尿酸太多了，一下子还来不及进入血液，全都堆积在小小的关节腔里，很有可能引起关节炎急性发作。

018 对痛风患者来说，尿酸越低越好吗？

扫一扫，听音频

不是。尿酸是一把双刃剑，过高过低都应注意。

尿酸在一定程度上具有抗氧化功能，能够清除体内有害的活性氧，在人体中起着重要的生理作用。但是，当尿酸水平过高时，尿酸会变得具有促氧化特性，成为致病因素。因此，我们应该理性看待尿酸水平。

019 为什么每次痛风发作后尿酸会升高？

扫一扫，听音频

1. 在急性炎症及应激情况下，人体会做出相应的反应，使一些检查指标随之变化，如急性期C反应蛋白、铁蛋白等会升高，而血尿酸会暂时降低，之后又回升。

2. 在急性发作期，肾脏排泄的尿酸可能会增加。

3. 患者在痛风急性发作时可能停止了一些引起尿酸升高的行为，如疼痛发作时不喝酒、不吃海鲜等，但疼痛缓解后，这些行为可能又恢复了。

为什么尿酸持续升高会诱发肾性高血压呢？

扫一扫，听音频

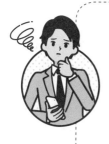

"医生，我一周前体检，血压是250/145毫米汞柱，血肌酐是129微摩/升，当时体检科医师让我住院，因为没有症状，我没有及时住院。一周后，我去肾病科门诊就诊，再次测血压，血压高达255/145毫米汞柱。为什么我血压这么高呢？"

尿酸持续升高会导致痛风性肾病，容易引发高血压，这时的高血压属于继发性高血压。

尿酸高的患者多并发高血压，这是因为高尿酸血症患者一般容易患上高胰岛素血症，而高胰岛素血症与高血压有一定关系，是高血压的致病因素。

尿酸持续升高引起痛风，导致痛风性肾病，容易引发高血压。高尿酸血症患者应该把血尿酸控制在正常范围内。同时，要严格控制血压，坚持低盐、低脂饮食，还应养成良好的生活习惯，戒烟、戒酒。

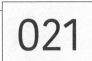 **痛风病情发展有哪几个阶段？**

扫一扫，听音频

痛风是终身性疾病，病情发展一般有四个阶段。

高尿酸血症期

高尿酸血症期又称痛风前期。患者可无痛风的临床症状，仅表现为血尿酸升高，并未出现关节炎、痛风石或尿酸结石等。无症状的高尿酸血症可能会伴随患者终身，但也可能会发展成痛风。

急性关节炎期

在发病的早期，侵犯单一关节，其中约有半数发生于脚掌骨关节，常见痛风疼痛部位有脚趾、脚背、脚踝、脚跟、膝、腕、肘和手指等，其他部位也会发作。

痛风石及慢性关节炎期

痛风石是痛风的特征性临床表现，关节内大量沉积的痛风石可造成关节骨质破坏、关节周围组织纤维化、关节退行性改变等。可表现为持续关节肿痛、压痛、畸形及关节功能障碍。

肾脏病变期

肾脏病变期主要表现为痛风性肾病和尿酸性肾结石，前者表现为尿浓缩功能下降，出现尿液增多、低分子蛋白尿、白细胞尿等；后者结石较大者可阻塞尿路，引起血尿、肾盂肾炎等。

022 痛风急性发作期如何治疗？

扫一扫，听音频

痛风急性发作期应进行非药物治疗及药物治疗。

非药物治疗

坚持低嘌呤饮食；多吃新鲜蔬菜，如白菜、番茄、黄瓜等；适当多饮水，每天至少饮水 2000 毫升；减少发病肢体的活动，可对发病部位进行冷敷；抬高患肢，促进静脉回流、减轻水肿等。

药物治疗

在非药物治疗基础上，可在医生指导下进行药物治疗。

- 非甾体抗炎药如双氯芬酸钠可缓解急性发作期的疼痛症状。
- 使用秋水仙碱治疗，能够抑制中性粒细胞释放白细胞介素、趋化因子等，起到减轻炎症的作用。
- 如果前两种药物效果不好，还可以使用糖皮质激素类药物泼尼松等减轻炎症反应。

糖皮质激素类药物的特点是起效快，缓解率高，但是使用后很容易出现症状反复，所以一定要在医生指导下使用。

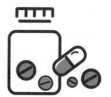

023 痛风缓解期需要治疗吗？

扫一扫，听音频

痛风缓解期不是每个人都需要治疗。

很多痛风患者对痛风发作症状消失后还用不用吃药治疗这个问题很困惑。可以明确一点，痛风急性发作期所用的两类药物非甾体抗炎药和秋水仙碱，在痛风缓解期无须再应用。那需不需要服用其他药物呢？这就要因人而异，具体情况具体分析。

- 对于每年仅有1~2次痛风发作，缓解期血尿酸水平和肾功能都正常的患者，是不需要服用药物的。这些患者只需要控制好饮食，并随时关注自己的身体状况，一旦有关节痛的苗头出现，马上服用非甾体抗炎药进行控制即可。
- 对于每年痛风发作超过2次的患者，血尿酸水平持续偏高，或者存在肾功能损害，那就需要服用药物来降低尿酸，控制痛风发作，避免并发症。

对于痛风缓解期患者来说，改变饮食、运动等生活方式是基础，是重中之重，不能把希望都寄托在药物上。

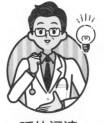

延伸阅读

治疗时要注意痛风石
患者想要降尿酸的时候，需要注意痛风石是否已经形成，因为在降尿酸的时候会导致一部分尿酸盐结晶溶解，而痛风石是尿酸盐结晶堆积的产物，贸然进行降尿酸治疗，可能会导致局部关节尿酸浓度增高，引起关节损伤。

024 无症状高尿酸血症需要进行降尿酸治疗吗？

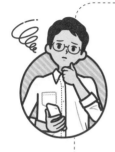

"医生，我今年 48 岁，平时工作压力大且日常事务多，节假日经常加班，平时抽烟喝酒。最近体检查出甘油三酯过高、总胆固醇偏高、低密度脂蛋白胆固醇偏高，尿酸过高（672 微摩 / 升）。由于是无症状高尿酸血症，且因为工作关系，没法做太多干预，我需要进行降尿酸治疗吗？"

无症状高尿酸血症是否需要进行降尿酸治疗，要看具体病情。

根据《高尿酸血症 / 痛风患者实践指南（2020 版）》建议，无症状高尿酸血症患者首选非药物治疗，如调节饮食、加强锻炼、控制体重等。

当血尿酸 ≥540 微摩 / 升时，为避免痛风发作及出现糖尿病、高血压、肾损伤、心血管疾病等合并症，建议进行降尿酸药物治疗。欧美地区的临床诊疗指南建议，无症状高尿酸血症患者仅在合并慢性肾脏病和心血管危险因素时才需进行降尿酸药物治疗。

025 高尿酸血症就是痛风吗？

扫一扫，听音频

高尿酸血症和痛风是同一疾病的不同状态。

高尿酸血症是指正常饮食状态下，不同时间 2 次检测空腹血尿酸水平，男性 >420 微摩 / 升，女性 >360 微摩 / 升。

而痛风属于代谢性疾病，由于尿酸盐结晶沉积于关节、软组织和肾脏，引起关节炎、皮肤病及肾脏损害等。

高尿酸血症和痛风的症状表现有所不同。有相当一部分高尿酸血症患者可终身不出现关节炎等症状。而痛风在发作之初就可能会导致身体出现疼痛感，尤其是在夜间突然发作的概率很高，往往会持续几天到几周。

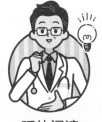

延伸阅读

高尿酸血症患者不可大意

在某种程度上，可以认为高尿酸血症患者体内尿酸盐的饱和点比一般人群高，在同样高的尿酸浓度下不容易出现尿酸盐结晶的析出。但是，如果尿酸浓度继续升高，比如大量进食海鲜，或进行剧烈运动时从肌肉里排出大量尿酸，可能就会导致血液中尿酸浓度超过饱和点，形成尿酸盐结晶，发生痛风。

因此，如果体检时发现自己尿酸值偏高，即使没有自觉症状，也应改变生活方式，尽可能降低尿酸水平。

尿酸高会如何"祸害"身体?

扫一扫，听音频

伤关节	患痛风、蚀骨质。尿酸盐晶体会在患者的某处关节骨质上"钻孔打洞"，如虫吃鼠咬
伤肾	患肾炎、肾结石。正常情况下，70%左右的尿酸要经肾脏排泄出去，但因排泄障碍，被回收过多，尿酸盐结晶进一步形成泌尿系统结石，对肾造成伤害，最终发展为终末期肾衰竭
伤肝	加重肝病。尿酸高的人血脂一般都异常，非酒精性脂肪肝患者中，合并高尿酸血症者更容易发生严重肝损伤
伤心血管	诱发心肌梗死。高尿酸血症若不积极控制、治疗，还会促使或加重动脉硬化，引发心血管疾病。研究显示，痛风患者急性心梗的发病率比正常人高26%
伤代谢	更容易患代谢性疾病。高尿酸血症常与心血管疾病、肥胖症、高血压、血脂异常、糖尿病并发，是代谢综合征的一种临床表现。10%~30%的肥胖症患者都伴有高尿酸，而高尿酸血症患者中20%~50%的人都患有糖尿病

027　为什么痛风多发生在大脚趾处？

扫一扫，听音频

痛风多发生在大脚趾处，是因为这个地方位置低、受力重、血液循环较差。

痛风会侵犯脚趾、手指、踝和腕等人体末端的小关节，而躯干部位的关节则很少发生痛风性关节炎，因为末端小关节皮下的脂肪少、温度低，而且血液循环比较差，组织相对缺氧，有利于尿酸盐沉积。

028　痛风石是如何形成的？

扫一扫，听音频

当体内尿酸过多时，尿酸盐结晶会在关节中沉积，时间久了就会形成痛风石。

痛风石破溃后会流出白石灰样的物质，这就是尿酸盐结晶。痛风石的危害非常大，一定要高度重视。已经形成痛风石的患者一定要规律地应用降尿酸药物，必要时通过外科手术治疗。

痛风为什么会引起肾脏病变?

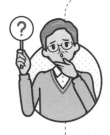

"医生,我爸患痛风 10 年了,2 周前因为高血压导致脑出血,经神经科治疗病情稳定后转入肾内科。进一步检查发现,其血尿酸 700 微摩 / 升,血肌酐 394 微摩 / 升,估算肾小球滤过率 23.47 毫升 / 分,已经是重度肾衰竭了。痛风怎么会引起肾脏病变?"

体内嘌呤代谢异常或血尿酸排泄异常,会导致尿酸盐结晶在肾脏内沉积,进而造成肾功能的损伤。

尿酸生成过多:尿酸生成过多是导致痛风性肾病的主要原因。如果长期大量摄入富含嘌呤的食物,容易导致体内嘌呤过多,从而引发痛风性肾病。

尿酸排泄减少:痛风性肾病的发生也与尿酸排泄减少有密切关系。肾脏是尿酸排泄的主要器官,肾脏排泄尿酸通常由四个系统调节,分别是肾小球滤过、肾小管重吸收、肾小管分泌、分泌后再次重吸收。如果相关系统发生功能障碍,就容易导致尿酸重吸收过多,从而使尿酸排泄减少,进而诱发痛风性肾病。

遗传因素:临床研究表明,痛风性肾病的出现可能是先天性酶缺陷所致,先天性酶缺陷会导致尿酸排泄减少或者尿酸生成过多,从而引发痛风性肾病。

030 痛风的常见并发症有哪些？

扫一扫，听音频

痛风患者常并发糖尿病、高血压、血脂异常、肥胖症和肾病等疾病。

糖尿病	痛风和糖尿病同属于代谢性疾病，二者经常相伴而生，互相影响。它们的发生都与体内糖、脂代谢紊乱有关，也都是导致心脑血管疾病的元凶
高血压	痛风主要是由于嘌呤代谢紊乱，机体内血尿酸水平升高而导致的，而血尿酸水平升高又会影响机体血糖、血脂等的代谢，影响肾功能，从而引起高血压
血脂异常	痛风患者多数超重或肥胖，容易并发血脂异常，而患了痛风以后，对身体有保护作用的高密度脂蛋白胆固醇会减少，容易引起动脉硬化
肥胖症	痛风患者常并发肥胖症，这是由于体内尿酸水平升高导致脂蛋白脂肪酶活性下降，影响脂质代谢和脂肪细胞分布，使得体形及体重发生改变
肾病	如果体内血尿酸水平长期偏高，会使过多的尿酸盐结晶沉积在肾脏内，引发痛风性肾病

031 高尿酸血症 / 痛风常常伴发哪些心脑血管疾病？

扫一扫，听音频

高尿酸血症及痛风患者，除了高血压，患心肌梗死、心力衰竭、心律失常、脑卒中等心脑血管疾病的风险也明显增加。

房颤	尿酸在代谢过程中依靠黄嘌呤氧化酶催化，黄嘌呤氧化酶是活性氧化物的重要来源，在尿酸代谢的反应过程中会影响心脏的电活动，导致房颤
冠心病	血尿酸水平是反映冠心病患者冠状动脉病变严重程度的重要指标。血尿酸水平越高，冠状动脉狭窄程度越高。高尿酸血症不仅代表狭窄的冠状动脉数量多，还预示斑块有更大的不稳定性，更容易破裂
心力衰竭	依据血尿酸水平可以预测慢性心力衰竭患者远期总死亡率以及是否需要心脏移植。高尿酸会导致心功能受损，痛风急性发作时的炎症因子也会让心肌收缩功能减弱
缺血性脑卒中	血尿酸水平的增高增加了脑卒中发生率和死亡率。有研究显示，高尿酸组与正常尿酸组比较，脑梗死范围明显增大
动脉粥样硬化	升高的尿酸促进低密度脂蛋白氧化，并促进脂质的氧化反应。高尿酸会削弱自由基清除能力，启动血小板凝血反应，从而促进血栓形成，导致血管收缩和血压增高

尿酸高如何预防心血管疾病？

扫一扫，听音频

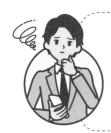

"医生，我在单位体检中发现自己的血尿酸高达 460 微摩 / 升，听说高尿酸血症及痛风患者患心血管疾病的风险明显增加。请问该如何预防呢？"

控制血尿酸水平：高尿酸血症患者应努力将血尿酸水平控制在 420 微摩 / 升以下。心血管疾病患者应将降尿酸目标定在 360 微摩 / 升以下，以避免过量的尿酸对心血管造成进一步影响。

遵医嘱规范治疗：遵医嘱合理用药、调理饮食、适量运动，消除关节受累、关节受凉、酗酒、暴饮暴食、饥饿等痛风性关节炎急性发作的诱因。

筛查其他疾病并定期排查疾病风险：配合医生筛查引起心血管疾病的血脂异常、高血压、糖尿病、肥胖症等其他因素。定期监测血尿酸水平、尿液 pH 值、血压、血糖、血脂、肝肾功能等。降尿酸的同时控制好血压、血脂和血糖，及早预防心血管疾病的发生。

合理使用药物：了解自己服用各种药物的适应证、不良反应及禁忌证，以免错误用药导致尿酸升高或引发心血管疾病。

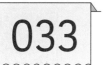 痛风可以根治吗？

痛风是终身性疾病，无法根治。

　　痛风是一种古老的疾病，在古代多发于帝王将相和达官显贵，故素有"富贵病"之称。痛风是终身性疾病，无法根治，但可以通过医学治疗、控制饮食、适当运动等降低血尿酸水平，控制痛风发作，保证生活质量，延长寿命。

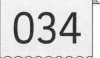 哪些人的尿酸容易偏高？

　　1. 体形肥胖的中年男性的尿酸容易偏高。如果长期大量摄入高脂、高蛋白、高热量食物，就会导致尿酸排泄减少，从而使其在体内堆积起来，诱发高尿酸血症。
　　2. 家族中有高尿酸血症患者的人群患高尿酸血症的概率较高。
　　3. 承受巨大压力导致内分泌失调的人也容易患高尿酸血症。

035 痛风越早治疗越好吗？

痛风越早治疗越容易控制病情。尿酸盐结晶溶解了，痛风发作概率就会降低。

首次发作	2~3个月 尿酸盐结晶 可清除干净	痛风首次发作，痛风部位堆积了少量的尿酸盐结晶，触发免疫系统的应激反应，造成严重的炎症疼痛。这个阶段尿酸盐结晶主要以液相形态存在。此病程阶段，通过降尿酸达标治疗，通常2~3个月可将尿酸盐结晶清除干净
发作 2~3年	6个月以上 尿酸盐结晶 可清除干净	痛风发作2~3年，没有进行规范的降尿酸达标治疗，这个阶段析出的尿酸盐结晶越来越多，并且形成颗粒状固体堆积在痛风部位。这个阶段尿酸盐结晶主要以液相和颗粒状固体混合的形态存在。此病程阶段，通过降尿酸达标治疗，通常需要6个月以上才能将尿酸盐结晶逐步溶解清除干净
发作 5年以上	12个月以上 尿酸盐结晶 可清除干净	痛风发作5年以上，没有进行规范的降尿酸达标治疗，痛风部位沉积的大量尿酸盐结晶堆积成固态团块，沉积的时间长了，尿酸盐表面逐步纤维化和钙化，形成难以溶解的尿酸盐固体。此病程阶段，通过降尿酸达标治疗，通常需要12个月以上才能将尿酸盐结晶逐步溶解清除干净

036 高尿酸血症与特征性关节疼痛有关系吗？

高尿酸血症与特征性关节疼痛可能有关系。

痛风是由于尿酸盐沉积导致的晶体性关节病，高尿酸血症是其发病基础，即在高尿酸血症的基础上，尿酸盐晶体析出沉积在相关组织才会导致痛风发作。而痛风导致的关节疼痛也具有明显的特征性，如绝大多数发生于下肢关节；单一关节发病；凌晨（熟睡中）或晨起时发病，起病迅速；关节疼痛剧烈难忍，犹如刀砍、斧剁、针扎等；即使不经治疗，3~5 天症状也可缓解，部分患者可自愈。

037 关节疼痛多数是痛风引起的吗？

不一定。

关节疼痛可能是关节处发生疼痛，也可能是关节部位的肌肉发生肿胀、疼痛。

痛风患者体内尿酸浓度过高，尿酸盐沉积在关节处，就会引起关节疼痛。但关节疼痛不一定就是痛风引起的。关节疼痛的原因有很多，可能是关节处受到了损伤，也可能是关节劳损或者关节处存在炎症。类风湿关节炎、强直性脊柱炎、风湿性多肌痛等疾病也可导致关节疼痛。

038 为什么年轻人也会患痛风?

扫一扫,听音频

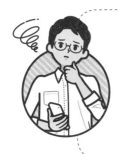

"医生,我儿子 22 岁,平时爱喝果汁,近日总是觉得脚趾关节疼痛,犹如针刺,到医院检查后发现,他的尿酸水平远超过正常值,原来他的关节疼痛是痛风急性发作。为什么年轻人也会患痛风?"

喝过多高糖饮料,饮食不规律、不健康是导致年轻人痛风高发的重要原因。

喝过多高糖饮料

很多年轻人喜欢喝高糖饮料,但高糖饮料会促进尿酸重吸收,影响尿酸分泌和排泄;其中的果糖可促进尿酸生成,从而使得尿酸含量升高。

也有一部分人饮水量少,使得尿液浓缩,影响尿酸排泄。所以应养成主动喝水的习惯,保证每天的饮水量达到 2000 毫升,拒绝喝碳酸饮料或奶茶等。

饮食不规律、不健康

一日三餐不规律、经常吃外卖和快餐等已成为大部分年轻人的日常,但外面的饭菜往往高脂、高盐、高嘌呤。这不仅会引起身体肥胖,还会促使尿酸生成过多。所以应调整好饮食,减少在外吃饭次数,饮食应荤素搭配,尽量少吃动物内脏等高嘌呤食物。

039 痛风与肠道菌群有关吗？

扫一扫，听音频

痛风其实与肠道菌群有很大关系。

痛风是一种代谢性疾病，尿酸主要通过肾脏和肠道两条途径排泄：约70%的尿酸通过肾脏排出，其余约30%经肠道排出或经肠道菌群进一步分解代谢。肠上皮细胞中的尿酸转运体负责将尿酸从血液转运至肠腔，继而尿酸从肠腔直接排出体外或者由肠道菌群分解代谢。

如果肠道菌群失衡，就会影响尿酸代谢，最终结果是体内血尿酸长期保持在较高水平，如此会导致体内的尿酸不断堆积，最后引发痛风。

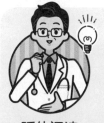

延伸阅读

改善肠道菌群有利于痛风的治疗

痛风患者与正常人体内的杆菌和梭菌分布不同。经统计分析，这两种细菌在不同人群肠道中的分布有显著差异。由此可见，这两种细菌分布的变化可以预测痛风发生的可能性。如果采用一定的治疗方法，可以改变痛风患者肠道菌群的分布，有利于痛风的治疗。

040 夜间睡觉感觉口渴，是尿酸高的表现吗？

夜间睡觉感觉口渴可能是尿酸高的表现。

在睡觉过程中口腔干燥明显，总是需要不断补充水分来缓解，这可能是尿酸高的信号。尿酸浓度过高时，身体会发出信号，通过产生口渴的感觉让人多补充水分促进尿液排泄。在尿液排泄量多的时候，尿酸也随着尿液排泄出来，才能改善身体的高尿酸表现，这就是部分人睡觉过程中口腔不断干燥的原因。出现这种情况，应及时检查，判断尿酸水平是否过高。

041 家里有人患痛风，自己就一定得痛风吗？

家里有人患痛风，自己不一定得痛风，但概率要高于一般人。

这主要有两方面原因：一是环境因素，同一家庭的成员饮食和生活习惯很相近；二是遗传因素，痛风发病与遗传有关。痛风虽有家族聚发的可能，但并不等于说父辈患有痛风，子代就一定得痛风。但在一级亲属关系中，若有 2 例痛风患者，那么这个家族中下一代患病概率将大大提高。因此，建议痛风患者的后代在成年后定期检查，提早预防痛风。

如何辨别自己患的是
痛风还是假性痛风？

扫一扫，听音频

假性痛风的临床表现看起来与痛风的症状非常相似，但也存在不同之处。

发病年龄不同

痛风高发于中老年人群，假性痛风高发于老年人群。痛风在年轻人中越来越常见，而假性痛风在年轻人中很少见。临床资料显示，假性痛风主要发生在 65 岁以上的人群中。

血尿酸水平不同

痛风患者尿酸值明显超过正常水平。假性痛风患者的尿酸值相对稳定，尿酸值不一定超过正常水平。

攻击的部位和时间不同

假性痛风主要发生在膝关节，主要表现为明显的关节肿胀，但疼痛相对较轻，包括晨僵和屈曲挛缩。痛风通常在夜间突然发作，伴有剧烈疼痛。它通常始于急性关节红肿和疼痛，好发于小关节，首次发作多为单关节，多数首发于第一跖趾关节。

肾脏疾病的风险不同

痛风很容易使患者形成尿酸性肾结石，甚至会对患者肾脏造成损害。假性痛风基本上不会引发痛风性肾病。

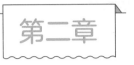

第二章

饮食篇

怎么吃尿酸不超标？

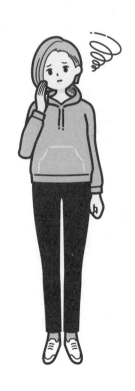

一图读懂本章要点

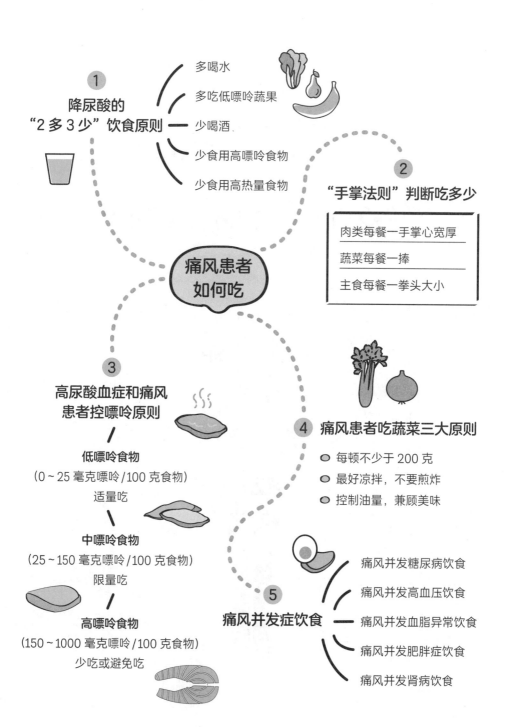

1 降尿酸的
"2多3少"饮食原则

多喝水

多吃低嘌呤蔬果

少喝酒

少食用高嘌呤食物

少食用高热量食物

**痛风患者
如何吃**

2
"手掌法则"判断吃多少

| 肉类每餐一手掌心宽厚 |
| 蔬菜每餐一捧 |
| 主食每餐一拳头大小 |

3
高尿酸血症和痛风
患者控嘌呤原则

低嘌呤食物
（0~25毫克嘌呤/100克食物）
适量吃

中嘌呤食物
（25~150毫克嘌呤/100克食物）
限量吃

高嘌呤食物
（150~1000毫克嘌呤/100克食物）
少吃或避免吃

4 痛风患者吃蔬菜三大原则

- 每顿不少于200克
- 最好凉拌，不要煎炸
- 控制油量，兼顾美味

5
痛风并发症饮食

痛风并发糖尿病饮食

痛风并发高血压饮食

痛风并发血脂异常饮食

痛风并发肥胖症饮食

痛风并发肾病饮食

食物中嘌呤对尿酸有什么影响？

扫一扫，听音频

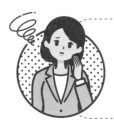

"医生，我老公春节期间连续摄入大量高嘌呤食物，诱发了痛风。嘌呤和尿酸有什么关系呢？"

尿酸是嘌呤代谢的最终产物，尿酸含量与嘌呤摄入、代谢、排泄密切相关。

人们从食物中摄取嘌呤，嘌呤进入体内被消化分解后会产生尿酸，大量尿酸涌入血液会导致血尿酸过高。动物性食物如动物内脏、海鲜等，如果吃太多会导致尿酸升高。

嘌呤在肝脏中代谢变成尿酸，之后回流到血液中。当摄入大量酒精后，酒精也在肝脏代谢，在这个过程中需要消耗大量水分，导致肝脏回流的血液变稠，此时血液中尿酸含量将升高。

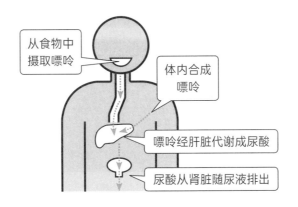

从食物中摄取嘌呤

体内合成嘌呤

嘌呤经肝脏代谢成尿酸

尿酸从肾脏随尿液排出

044 人体的嘌呤是怎样产生的?

扫一扫,听音频

饮食: 20% 的嘌呤通过饮食进入人体,啤酒、白酒、海产品、动物内脏等都属于高嘌呤饮食。

自身代谢: 80% 的嘌呤来源于自身细胞代谢。细胞代谢过于旺盛、自身疾病的发展、基因问题等会造成嘌呤产生过多。

药物影响: 应用大量的化疗药物会导致嘌呤过多。

045 过多摄入嘌呤含量高的食物对身体有什么危害?

扫一扫,听音频

有可能会导致高尿酸血症甚至痛风。

嘌呤是体内血尿酸的来源,过多摄入嘌呤含量高的食物会使尿酸代谢增多,有可能会导致高尿酸血症甚至痛风。

高尿酸血症患者发生心脑血管意外的风险大于正常人,同时血尿酸长期升高有可能会引起痛风急性发作,表现为关节红肿热痛;高尿酸血症还会导致肾结石,严重者还会出现肌酐异常,导致痛风性肾病。

046 坚持零嘌呤饮食有没有必要？

没有必要。

人们很难做到零嘌呤饮食，实际上也没有必要这样做。即使是在痛风急性发作期，每天嘌呤摄入量也只是限制在 150 毫克以内。嘌呤对机体有积极作用，它是合成核酸的原料，适量的嘌呤摄入对人体是必要的。

047 "管住嘴"痛风就不会发作了吗？

人体内 80% 的尿酸是内源性尿酸，即使管住嘴，尿酸也会升高，但不管住嘴，肯定是不行的。

痛风急性发作与不良的饮食习惯关系密切。很多食物都是高嘌呤食物，特别是动物内脏和海鲜，经常大量进食这类食物，会引起尿酸急剧上升，导致痛风发作。但这并不是说"管住嘴"痛风就不会发作。在痛风的第一个阶段，通过饮食控制尿酸水平，可以预防痛风发作。在后面的三个阶段，由于体内已经沉积了大量尿酸盐，通过饮食控制尿酸是比较困难的。因此，痛风患者应从一开始就注意饮食，防止痛风发作。

低嘌呤食物、中嘌呤食物、高嘌呤食物是如何划分的？

扫一扫，听音频

根据食物嘌呤含量的不同，将食物分为低嘌呤食物、中嘌呤食物、高嘌呤食物三类。

低嘌呤食物

每 100 克食物含嘌呤低于 25 毫克

谷类及其制品	薏米、黄米、小米、小麦粉、玉米面等
薯类、淀粉及其制品	红薯、土豆、土豆淀粉、粉条等
蔬菜类	胡萝卜、白萝卜、西葫芦、番茄、丝瓜、黄瓜、柿子椒等
水果类	苹果、梨、杨梅、菠萝、香蕉、西瓜等
蛋奶类	鸡蛋、牛奶、酸奶等

中嘌呤食物

每 100 克食物含嘌呤 25~150 毫克

谷类及其制品	花卷、麻花、馒头、烧饼、黑米、糯米、大米、糙米、红米、大麦、燕麦等
蔬菜类	豆角、菜花、香椿等
坚果种子类	松子（熟）、开心果（熟）、花生米（熟）等
畜肉类及其制品	猪肉、牛肉、羊肉（生）、火腿罐头等
鱼虾蟹贝类	草鱼、金枪鱼、鲤鱼、大闸蟹（熟）等

高嘌呤食物

每 100 克食物含嘌呤 150~1000 毫克

干豆类及其制品	黄豆、黑豆、绿豆、红豆、腐竹、豆腐皮等
菌藻类	香菇（干）、木耳（干）、紫菜（干）、海苔等
畜肉类及其制品	猪肝、猪肺、肥肠（熟）、羊肝、鸡肝、鹅肝等
鱼虾蟹贝类	鲅鱼、三文鱼、黄花鱼、牡蛎、扇贝、鱿鱼等

049 如何坚持"2多3少"饮食原则？

扫一扫，听音频

要牢记降尿酸的"2多3少"饮食原则。

多喝水	每天饮水量应大于2000毫升	多喝水，每天能够摄入足够的水分，保证尿酸的排出量
多吃低嘌呤蔬果	每天摄入5种以上蔬果	蔬果中木耳、紫菜、香菇等嘌呤含量较高，其他蔬果可以放心食用
少喝酒	啤酒、白酒最好一滴也不沾	酒精容易使体内乳酸堆积，对尿酸排出有抑制作用，易诱发痛风
少食用高嘌呤食物	病情决定膳食中的嘌呤摄入量	痛风急性发作时，每天嘌呤摄入量应控制在150毫克以下
少食用高热量食物	远离油炸食品	摄入过多油煎或油炸的食品，会使人体摄入过多脂肪，使血脂、血糖发生波动，容易诱发痛风

050 痛风和肥胖有关系吗？

扫一扫，听音频

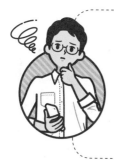

"医生，我身高 170 厘米，体重 95 千克，最近这半年虽然在控制饮食，但每次节食一段时间后就会特别饿，会比以前吃得更多，随之而来的就是尿酸持续攀高，怎么办啊？"

痛风和肥胖有一定的关系。

痛风是由于尿酸盐沉积导致的疾病，可出现深夜关节痛、周围软组织红肿等症状。肥胖人群通常代谢较差，可能存在尿酸代谢不良的情况，易引发痛风。建议尽量清淡饮食，多进食新鲜蔬果，减少油脂摄入，少吃嘌呤含量高的食物，还应适当进行慢跑、游泳等运动，以控制体重，预防痛风。

判定消瘦还是肥胖

BMI（体质指数）＝体重（千克）÷ 身高的平方（米²）

中国成年人体质指数标准

消瘦	正常	超重	肥胖
<18.5	18.5～23.9	24～27.9	≥28

051 痛风患者如何计算 每日所需总热量？

扫一扫，听音频

可根据标准体重，计算自己的每日所需总热量。

标准体重（千克）= 身高（厘米）－105

每日所需总热量 = 标准体重 × 每日每千克标准体重所需的热量

每日热量供给量（单位：千卡 / 千克）

劳动强度	消瘦	正常	超重或肥胖
轻体力劳动 （以站着或少量走动为主的工作、 以坐着为主的工作等）	35	30	20~25
中等体力劳动 （学生的日常活动等）	40	35	30
重体力劳动 （体育运动，非机械化的装卸、 伐木、采矿、砸石等劳动）	45~50	40	35

以办公室员工王先生为例，来教大家计算每日所需总热量。

案例：王先生，54 岁的痛风患者，身高 170 厘米，体重 70 千克。

标准体重 =170－105=65（千克）

BMI =70÷1.7^2≈24.2（千克 / 米^2），属于超重。

办公室工作属于轻体力劳动，根据上表可知，王先生每日每千克标准体重所需的热量是 20~25 千卡。

每日所需总热量 =65×（20~25）=1300~1625（千卡）

052 怎样才能吃饱吃好又减重？

扫一扫，听音频

在限制总热量的前提下，注意三大营养素的分配。

碳水化合物：应占总热量的 50%~60%，主要食物来源是谷物、薯类。摄入适量碳水化合物，可以减少脂肪分解产生酮体，有利于尿酸排出。但应尽量少摄入蔗糖。

蛋白质：应占总热量的 10%~15%，主要食物来源是畜禽肉类、鱼类、大豆。尽量从嘌呤含量少的食物中摄取蛋白质。

脂肪：应占总热量的 20%~30%，主要食物来源是植物油、动物油脂。由于脂肪氧化产生的热量约为碳水化合物或蛋白质的 2 倍，为减轻体重，患者应该限制摄入量。

053 有没有简单的方法来确定一餐应该吃多少？

扫一扫，听音频

可以通过"手掌法则"来判断。

每餐一拳头大小的主食

每餐一手掌心宽厚的肉

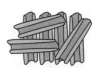

每餐一捧蔬菜

054 痛风患者应补充哪些营养素来缓解病情呢？

扫一扫，听音频

痛风患者应补充 B 族维生素、维生素 C、钾、钙、镁和膳食纤维来缓解病情。

营养素	作用	食物来源
B 族维生素	减少尿酸生成，促进代谢	豆制品、坚果、动物类食物、全谷类食物等
维生素 C	促进尿酸排泄，预防急性痛风	西蓝花、大白菜、猕猴桃等
钾	帮助减少尿酸沉淀，促使肾脏排出多余的尿酸	土豆、香蕉、红枣等
钙	促进尿钠排泄，有助于尿酸排出	鸡蛋、豆制品、牛奶等
镁	调节尿酸代谢，缓解痛风	菠菜、红枣、香蕉等
膳食纤维	调节人体代谢，促进肠道蠕动	全谷类食物；番茄、黄瓜、生菜等蔬菜；木瓜、桃子、梨等水果

055 既然让少吃肉，一点肉都不吃可以吗？

肉类是蛋白质的主要来源，摄入过少，易导致营养不良。

如果患者长期处于蛋白质摄入不足的状况，有可能造成营养不良，容易引起"二次痛风"（指当过于严格地控制嘌呤时，体内尿酸急剧下降，使得沉积在某个关节里的大量尿酸盐被释放入血，随血液涌入另一个关节，再次引起痛风急性发作）。因此，患者在痛风缓解期可适当进食肉类，增加优质蛋白质的摄入。

056 痛风患者如何选择动物性食物？

1. 鸡蛋、牛奶和奶制品都属于低嘌呤食物。痛风患者每天可以吃3～4份动物性食物，可以每天吃一个鸡蛋，每天喝一杯牛奶或酸奶。

2. 禽畜肉类和大部分淡水鱼都属于中嘌呤食物。在痛风缓解期，患者可以适量食用。

3. 动物内脏和大部分海鲜都属于高嘌呤食物。绝大部分痛风患者应避免食用。

猪肉、牛肉、羊肉等，哪个是嘌呤"大户"？

扫一扫，听音频

猪肉、牛肉、羊肉等肉类多是中嘌呤食物，可限量食用。动物内脏多是高嘌呤食物，应尽量避免食用。

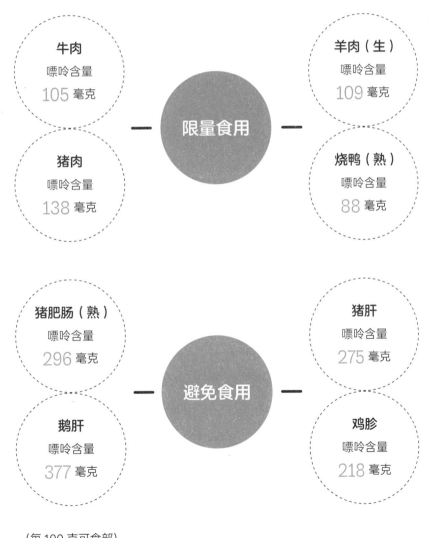

牛肉
嘌呤含量
105 毫克

羊肉（生）
嘌呤含量
109 毫克

限量食用

猪肉
嘌呤含量
138 毫克

烧鸭（熟）
嘌呤含量
88 毫克

猪肥肠（熟）
嘌呤含量
296 毫克

猪肝
嘌呤含量
275 毫克

避免食用

鹅肝
嘌呤含量
377 毫克

鸡胗
嘌呤含量
218 毫克

（每 100 克可食部）

058 痛风患者能吃肥肉吗？

扫一扫，听音频

最好不要吃。

　　肥肉中含有大量饱和脂肪酸，可使血中胆固醇含量增高，容易增加痛风患者心脑血管疾病的发生风险。此外，脂肪可抑制尿酸排泄，应减少脂肪的摄入，避免食用肥肉。在痛风急性发作期，对肉类应忌口；在痛风缓解期，可以摄入一些瘦肉，但应严格控制摄入量。

059 痛风患者最好吃红肉还是白肉？

扫一扫，听音频

红肉和白肉对尿酸水平的影响不同。痛风患者可以适量选择嘌呤含量低的禽肉。

　　红肉是指牛肉、羊肉、猪肉等哺乳动物的肉，白肉是指禽肉、海鲜。红肉在传统饮食中占有重要地位。它不仅富含嘌呤，还富含饱和脂肪酸和胆固醇，这增加了痛风和心血管疾病的风险。因此，痛风患者应限制牛肉、羊肉、猪肉等红肉的摄入。

　　与海鲜和红肉相比，禽肉对血尿酸的影响相对小些，痛风患者可以适量选择。家禽的皮下组织脂肪含量丰富，食用时应去皮。

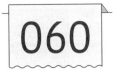

060 怎样吃肉能减少嘌呤的摄入?

扫一扫，听音频

弃汤食肉是常见的减少嘌呤摄入的方法。

食物经过水煮，其中的嘌呤会从食物中析出，溶入汤汁里，喝汤时就会不知不觉摄入大量嘌呤。

既然食物中的嘌呤能溶于水，我们可以将肉类洗净、切开后，用开水焯约 3 分钟，溶出一部分嘌呤类物质，再进行合理烹饪。需要注意的是，肉类切薄片可以在烹饪时促进油脂和嘌呤溶出。

061 烹饪时间会影响食物中的嘌呤含量吗?

扫一扫，听音频

烹饪时间会影响食物中的嘌呤含量。

嘌呤含量较高的畜禽肉、动物内脏和鱼类，随着水煮时间的增加，汤中的嘌呤含量会增加。实验发现，水煮 3 分钟后肉中嘌呤含量降低最明显，猪肉、牛肉中嘌呤含量降低 50%，鸡肉中嘌呤含量降低 30%。结合口感，最佳清蒸时间为 10 分钟；油煎不要超过 2 分钟，因为 2 分钟后嘌呤含量不降反升，4 分钟达到峰值。

062 采用什么样的烹饪方式可以既减嘌呤又控热量？

扫一扫，听音频

可以采用水煮、清蒸等方式，不建议采用油炸、烧烤等方式。还建议荤素搭配。

用水煮的方式去嘌呤

对于畜禽肉等嘌呤含量较高的食物，可以用开水焯过后再烹饪，这样不仅能减少嘌呤，还能控制热量。

一般水煮 3 分钟左右，嘌呤降低明显，3 分钟后变化趋于平缓。

用清蒸的方式去嘌呤

对于瘦肉、部分淡水鱼类，采用清蒸的方式不仅能保持食物的原味，还能在一定程度上减少脂肪和胆固醇。

通常建议清蒸 10 分钟左右。

建议荤素搭配

荤素搭配不仅能让嘌呤的平均含量降低，还有助于减少脂肪摄入量。

063 痛风患者可以食用牛奶、鸡蛋吗？

扫一扫，听音频

痛风患者可以食用牛奶、鸡蛋。

牛奶和鸡蛋嘌呤含量较低，痛风患者处于急性发作期也可以选择。痛风患者可以将牛奶、鸡蛋作为动物蛋白的主要来源。每天可摄入奶及奶制品 300~500 克，每天可食用一个鸡蛋。

064 为什么有时医生不让喝酸奶？

扫一扫，听音频

酸奶中含有果糖和葡萄糖。

过多的果糖和葡萄糖进入人体以后，会导致体内尿酸增多，可能会诱发痛风。如果患者处于疾病的稳定阶段，可以少量饮用无添加的酸奶。

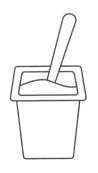

普通酸奶换成低脂或
无脂酸奶、无糖酸奶

065 得了痛风是不是所有的海鲜都不能吃？

扫一扫，听音频

并不是所有的海鲜都不能吃。

海蜇、海参等嘌呤含量低的海产品痛风患者完全可以放心吃。这些为数不多富含蛋白质的低嘌呤食材，可作为痛风急性发作期补充蛋白质的优良选择。海鲜中的海蜇、海参等不仅属于低嘌呤食物，而且通常富含不饱和脂肪酸，不饱和脂肪酸对心血管系统具有保护作用。

066 尿酸高，与吃鱼就无缘了吗？

扫一扫，听音频

是否能吃鱼，要根据个人的身体状况来决定。

对于尿酸高的人群而言，处在痛风急性发作期时，是不建议吃鱼的，这可能会影响病情的发展。在没有出现痛风，而且尿酸处在平稳状态下时，可以适当吃鱼，但要注意控制好量，每日可食用 40 克左右，不要超过 100 克。吃鱼时尽量选择清蒸的方式，避开煎炸烧烤等做法。

067 淡水鱼的嘌呤含量
是不是比咸水鱼低？

扫一扫，听音频

淡水鱼的嘌呤含量并不一定比咸水鱼低。

无论是咸水鱼还是淡水鱼，嘌呤含量都比较高，属于中嘌呤食物或高嘌呤食物。

有的淡水鱼嘌呤含量很高，如草鱼，每100克可食部中含有嘌呤134毫克；有的咸水鱼嘌呤含量相对较低，如沙丁鱼，每100克可食部中含有嘌呤82毫克，这就可以说明淡水鱼的嘌呤含量并不一定比咸水鱼低。有不少咸水鱼和淡水鱼是中嘌呤食物，患者的尿酸水平较稳定时，可以适量食用。

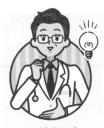

淡水鱼和咸水鱼，哪种营养价值更高

判断淡水鱼、咸水鱼的营养价值，主要从脂肪、蛋白质含量等来分析。二者蛋白质的含量没有太大差别，但咸水鱼的多不饱和脂肪酸含量比淡水鱼高。

延伸阅读

068 痛风患者饮食优先选择植物蛋白还是动物蛋白？

扫一扫，听音频

痛风患者饮食应以植物蛋白为主。

动物蛋白中赖氨酸和组氨酸的含量要比植物蛋白高得多，但其饱和脂肪酸远高于植物蛋白，从而增加了肥胖症以及心血管疾病的发病风险，影响尿酸代谢。如果要选动物蛋白，牛奶、奶酪和鸡蛋是不错的选择。

植物蛋白（从豆类、谷物以及坚果中获取）中提取出来的活性肽对人体的健康有着促进作用，它们具有抗氧化、抗炎、抗高血压的作用，还可以降低血胆固醇水平。

069 痛风患者可以喝蛋白粉吗？

扫一扫，听音频

不可以。

蛋白粉是一种常见的营养补充剂，一般含有丰富的大豆蛋白、酪蛋白、乳清蛋白等。大豆蛋白是从大豆中提取而出，而大豆是一种高嘌呤食物。如果痛风患者食用以大豆蛋白为主要成分的蛋白粉，可能会因大豆中的嘌呤导致体内尿酸增高，诱发或加重痛风，所以痛风患者通常不可以喝蛋白粉。

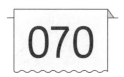

070 痛风患者能吃豆制品吗？

扫一扫，听音频

痛风患者能吃豆制品，但在急性发作期不建议吃。

大豆属于高嘌呤食物（每 100 克大豆大约含有 218 毫克嘌呤），但是在制作豆制品的过程中，不仅要经过浸泡、磨浆，还要经过蒸煮、晾晒等处理，这个过程会使嘌呤遭到破坏，加水稀释后，豆制品的嘌呤含量会进一步降低，变成中低嘌呤食物。

建议痛风患者按以下顺序选择豆制品。

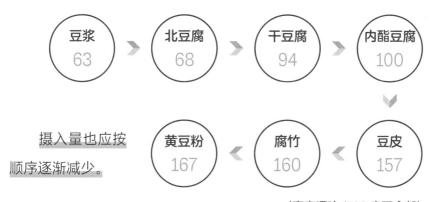

豆浆 63 → 北豆腐 68 → 干豆腐 94 → 内酯豆腐 100

摄入量也应按顺序逐渐减少。 黄豆粉 167 ← 腐竹 160 ← 豆皮 157

（毫克嘌呤 /100 克可食部）

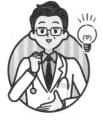

延伸阅读

痛风合并肾功能不全的患者尽量不要食用豆制品

痛风合并肾功能不全的患者过多食用豆制品，可能会加重肾脏负担。豆制品中蛋白质含量较高，而且多是植物蛋白，身体的吸收、利用度较低，如果食用过量豆制品，很容易加重肾脏负担，使病情变得更加严重。

071 痛风患者能吃绿豆芽或黄豆芽吗？

扫一扫，听音频

能吃。

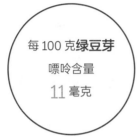

每 100 克**绿豆芽**
嘌呤含量
11 毫克

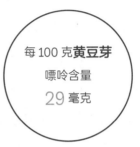

每 100 克**黄豆芽**
嘌呤含量
29 毫克

无论是绿豆芽还是黄豆芽，在发芽过程中，都需要吸收大量水分，而嘌呤易溶于水，这样就会造成嘌呤的流失，从而大大降低嘌呤含量。

072 痛风患者需要限制主食吗？

扫一扫，听音频

需要。

为了达到控制体重或者减轻体重的目的，需要控制每天主食的摄入量。

每日主食量（克）=5×个人体重（千克）

比如，体重 80 千克的人，每天可以摄入主食 5×80=400 克。

073 粗粮嘌呤含量稍高，能不能索性不吃，只吃精米面？

扫一扫，听音频

不能。

痛风患者多伴有代谢综合征，如肥胖症、血脂异常、糖尿病等，粗粮富含膳食纤维，利于减体重、降血脂和血糖，虽然嘌呤稍多，但综合看来，如果不是在痛风急性发作期，适当摄入粗粮对身体有益。

074 痛风患者能不能吃发酵面食？

扫一扫，听音频

痛风患者可以吃发酵面食，但要控制量。

馒头或面包的嘌呤含量高于面条或米饭，这主要是因为酵母菌活动所致。酵母菌为单细胞生物，其结构简单，主要含蛋白质和核酸（含嘌呤），几乎不含脂肪和糖类，发酵过程中酵母菌大量繁殖，使食物中嘌呤含量增加。同理，酸奶中嘌呤含量也高于牛奶。

某些食物发酵后嘌呤含量可能较高，痛风患者应谨慎选择发酵类食物。

一般情况下，主食并不是膳食中嘌呤的主要来源，但仍要尽量少选嘌呤较多的主食，多选嘌呤较少的主食。

075 摄入蔬菜对痛风患者有什么好处？

扫一扫，听音频

大多数蔬菜嘌呤含量低，有的蔬菜富含钾、钠、钙、镁等，有助于尿酸的排出，蔬菜中的膳食纤维还有助于减肥。

摄入蔬菜对痛风患者有好处，痛风患者摄入蔬菜需要注意以下几点。

每顿不少于200克

根据《中国居民膳食指南（2022）》的建议，每人每天应摄入300～500克蔬菜。痛风患者应该摄入更多的蔬菜，建议每顿不少于200克。

最好凉拌，不要煎炸

蔬菜含有较多的类胡萝卜素、维生素C及多种抗氧化成分，煎炸等高温烹调方式会导致其营养成分被分解破坏。保存蔬菜营养的最好烹调方式是凉拌。对一些根茎类蔬菜，也可以采用蒸、焯的方式烹调。炒制时，最好大火快炒，能更好地保存其营养价值。

控制油量，兼顾美味

痛风患者每天的食用油摄入量应在25～30克，因此在做蔬菜时需要注意控制油量。

076 哪些蔬菜嘌呤高，要少吃？

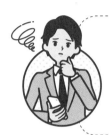

"医生，上次痛风后，我严格控制饮食，尽量做到少吃肉类和油，多吃蔬菜。可才过了两三个月，痛风怎么又犯了？哪里出问题了呢？"

蔬菜也有嘌呤含量高的，应尽量少食用此类蔬菜。

痛风患者应尽量少食用下面几类蔬菜。

草酸类

常见的草酸类蔬菜如空心菜、苋菜、四季豆等，草酸含量较高，食用后会在肠道内形成草酸钙，容易引起结石，影响排尿，不利于尿酸的排出，因此痛风患者应尽量少食用草酸类蔬菜。

十字花科类

十字花科类蔬菜如菜花、西蓝花等，嘌呤含量较高，摄入过多容易使尿酸升高或加重痛风症状。

菌菇类

菌菇类蔬菜如香菇、猴头菇、银耳等，虽然含有丰富的矿物质、膳食纤维等营养物质，但嘌呤含量也较高，容易引起嘌呤代谢紊乱，痛风患者应尽量少食用。

077 所有的菌藻类蔬菜痛风患者都不能吃吗？

扫一扫，听音频

要看是哪一种菌藻类蔬菜，不能一概而论。

木耳	木耳属于高嘌呤食物，每100克木耳大约含有166毫克嘌呤。但一般吃木耳前都会先用水泡发，泡发后的木耳嘌呤含量相对较低，痛风患者可以适量吃些
金针菇	金针菇属于中嘌呤食物，每100克金针菇大约含有59毫克嘌呤。患者食用之后可能会导致体内尿酸水平升高，从而加重痛风病情。处于痛风缓解期的患者可以适量食用
平菇	平菇属于中嘌呤食物，每100克平菇大约含有89毫克嘌呤。水煮后，平菇的嘌呤含量会有所下降，因此痛风患者可以适量食用平菇

大部分菌藻类蔬菜都属于中嘌呤食物，处于痛风急性发作期时应避免食用，处于痛风缓解期时可适量食用。

078 为什么过量吃水果，痛风也会发作？

扫一扫，听音频

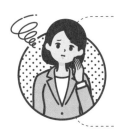

"医生，我平时不喝酒，也不吃海鲜，只是特别爱吃水果。过量吃水果，痛风也会发作吗？"

水果含有果糖。

人体摄入大量果糖后，果糖在人体内分解，会导致嘌呤代谢原材料增加，从而使体内血尿酸水平升高，引发高尿酸血症或痛风。不论是健康人群还是痛风患者，吃了大量水果后都会引起体内尿酸水平升高。痛风患者一定要注意控制果糖的摄入量，避免引起痛风发作。

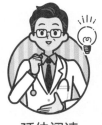

延伸阅读

喝鲜榨果汁，果糖易超标

榨出一杯果汁通常需要两三个水果，一杯果汁下肚并没有一个水果的饱腹感，而此时体内的果糖可能已经超标了。

哪些水果含糖量低，适合痛风患者食用？

扫一扫，听音频

选用级别	每 100 克水果中含糖量	水果举例
推荐选用	<10 克	橙子、柚子、柠檬、杨桃、李子、枇杷、菠萝、草莓、橘子、樱桃、猕猴桃、苹果、梨、哈密瓜等
慎重选用	10~20 克	石榴、甜瓜、杏、荔枝、香蕉、芒果等
不宜选用	>20 克	玫瑰香葡萄、冬枣、桂圆等

080 痛风患者每天可以吃多少水果？

扫一扫，听音频

每天吃 1~2 个水果比较好。

　　水果含有丰富的维生素和矿物质，而且低钠高钾，应当养成每天吃水果的习惯。不过，水果含有大量糖分，吃太多也不好。《中国居民膳食指南（2022）》建议，成年人每天应摄入 200~350 克水果。常见的水果，如苹果、梨、橘子等，普通个头儿的每天吃 1~2 个就行。

081 可以用喝果汁代替喝水吗？

扫一扫，听音频

不可以。

　　果汁中的果糖更容易被人体吸收，喝果汁代替喝水，不仅不利于尿酸排出，还会使更多的尿酸堆积在体内。

　　榨汁破坏了水果结构，让糖更容易被吸收。

　　果汁会让血糖更快升高，增加代谢压力。

　　榨汁后，水果中的维生素 C 与空气中的氧气接触后会迅速被氧化，从而"损失惨重"。

082 痛风患者应如何喝水?

喝水可以加快尿酸排泄，每天应至少摄入 2000 毫升水。

1. 天气不同，饮水量不同。夏天气温高，出汗多，每天饮水 2000 毫升肯定不够，这时应通过计算尿量来评估，要求每天的尿量在 2000 毫升以上，如果每次尿量约为 250 毫升，那么每天去厕所至少 8 次。

2. 不要暴饮，要主动饮水，不要等渴的时候再饮水。

3. 血压高、心功能和肾功能不良者，除了不能暴饮，还不能过量饮水，以防加重心肾负担。含钠多的苏打水也要限制。

083 痛风患者能喝无糖可乐吗?

痛风患者可以喝无糖可乐，但是要限制量。

无糖可乐不含嘌呤，热量相对较低，痛风患者可以适量喝，但它仍是碳酸饮料，长时间大量饮用，会增加身体负担，有可能引起痛风发作。

084 痛风患者需要控制甜食的摄入量吗?

扫一扫，听音频

需要。

甜食属于低嘌呤食物，但是会造成血糖升高，血糖代谢异常可能进一步影响尿酸代谢，因此痛风患者尽量不要吃太多的甜食。

1. 富含果糖的食物，如糖果、糕点、高糖水果等应避免过多食用。

2. 富含果糖的饮料，如山楂汁、芒果汁等应避免过多饮用。

3. 蜂蜜中果糖和葡萄糖含量约为 75%，应节制食用。

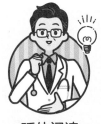

延伸阅读

远离玉米糖浆

市面上有一种以玉米为原料加工制成的玉米糖浆，常作为甜味剂被拿来代替糖使用，并被广泛运用在甜点制作上，如甜甜圈、饼干、蛋糕、果冻等。含这类糖浆的食品大多都含有大量果糖，注意别吃太多，以防尿酸升高。

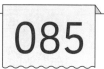 **痛风患者吃什么食用油比较好？**

扫一扫，听音频

吃菜籽油、花生油、橄榄油等食用油比较好。

菜籽油

菜籽油中含有丰富的维生素 E 和不饱和脂肪酸，嘌呤含量比较低，痛风患者用菜籽油烹饪有助于软化血管、延缓衰老，并且一般不会使尿酸升高，导致痛风发作。

花生油

花生油中含有丰富的不饱和脂肪酸，也含有软脂酸、硬脂酸和花生酸等饱和脂肪酸，是一种容易被人体吸收消化的食用油，嘌呤含量较低，痛风患者用花生油烹饪有助于润肠通便、延缓衰老。

橄榄油

橄榄油中含有丰富的油酸和维生素 E，嘌呤含量较低，痛风患者用橄榄油烹饪有助于预防骨质疏松症、滋养皮肤，一般不会使体内尿酸升高，引发痛风。

086 为什么医生建议每天吃几粒坚果？

扫一扫，听音频

可以帮助痛风患者补充体能、均衡营养摄入。

坚果富含不饱和脂肪酸、钾、镁、锌等，是非常有营养的食物，可以补充痛风患者的体能，均衡营养摄入，尤其适合作为两餐间的加餐食用。

痛风患者在食用坚果时，有一点要注意，就是不能过量，每天吃几粒就好，因为坚果大多是高热量食物，吃多了不利于控制体重。坚果不宜采用油炸的加工方式，选择水煮或者干炒都比较好。每天吃 10～15 克就好，一次摄入过多，会影响尿酸的排泄。

对于痛风患者来说，因为要控制热量及脂肪摄入量，所以应根据自身情况调整食物摄入量。食用了坚果，最好相应减少主食或油脂的摄入。

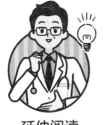

延伸阅读

痛风患者该怎么吃坚果

1. 各种坚果的营养成分不同，各有各的特点，所以对坚果的选择应多样。

2. 坚果应在饭前吃。处于饱腹状态时吃坚果，热量摄入容易超标。

087 为什么饮酒后痛风
易发作？

扫一扫，听音频

乙醇代谢导致血尿酸水平突然升高，易引起痛风急性发作。

饮酒容易引起痛风急性发作，主要原因有以下几点。

1. 乙醇代谢使血乳酸浓度明显升高，而乳酸抑制肾脏对尿酸的排泄，导致血尿酸水平升高。

2. 乙醇代谢会加快嘌呤代谢的速度，使血尿酸水平快速升高。

3. 酒类可提供嘌呤原料，而且饮酒的同时可能大量地摄入其他高嘌呤食物，综合作用会使患者血尿酸水平升高，易引起痛风急性发作。

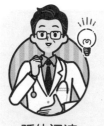

延伸阅读

这 2 种下酒菜易诱发痛风

1. 猪肝。猪肝是典型的高嘌呤食物，一次摄入过多，会导致嘌呤摄入过多，代谢的尿酸增加，易诱发痛风。除猪肝外，猪腰、鸡心、鸡肝、鸭肝等动物内脏的嘌呤含量都很高，痛风患者应远离此类食物。

2. 黄豆。黄豆的嘌呤含量高，一次摄入过多，会造成血尿酸含量增加，增加肾脏代谢负担。除黄豆外，黑豆、绿豆、红豆等也应避免摄入。

088 痛风患者不能喝啤酒，喝点白酒没关系吧？

啤酒和白酒都不建议喝。

一般情况下，痛风患者是不能喝含有酒精的饮品的，摄入酒精会使患者体内的尿酸水平升高，可能会加重患者的症状或引发痛风，因为乙醇代谢会导致体内乳酸增多，乳酸会干扰尿酸通过肾脏代谢的速度。啤酒是发酵酒，白酒是蒸馏酒，两种酒的成分不同。白酒的主要成分是乙醇和水，而啤酒中含有多种成分，其中一些成分可以促进乙醇的吸收，使人容易醉。除了容易诱发痛风，过量饮酒容易导致肝功能异常和神经系统受损，严重时会导致中毒。

089 痛风患者为什么要限制盐的摄入呢？

痛风多并发高血压、冠心病及肾脏病变等，所以，痛风患者应限制盐的摄入，每天应少于5克。

刚开始低盐饮食时，如果觉得口味太淡，可用醋、柠檬汁、番茄汁等调味，既可以减盐，又可以让味道更好；也可以选择晚放盐，在食物快出锅时放盐，这样盐附着在食物表面，能使人感觉到明显的咸味又不会用盐过量。

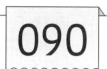 痛风患者要远离
哪些调味品？

扫一扫，听音频

豆豉酱

很多人都喜欢在做菜的时候放一些豆豉酱，用来调味。豆豉酱比较美味，但豆豉酱是用黄豆做的，每 100 克黄豆含有 100 多毫克嘌呤，食用过多豆豉酱，体内的嘌呤就会增多，影响尿酸正常代谢。

蚝油

蚝油也是常见的调味品，很多人都喜欢在做饭的时候放一些蚝油，调节食物的味道。但是蚝油是以牡蛎为原料，经煮熟取汁浓缩，加辅料精制而成的，痛风患者不宜食用。蚝油属于高嘌呤食物，每 100 克蚝油含有 200 多毫克嘌呤，经常食用蚝油，尿酸肯定会升高，而且蚝油含钠量比较高，容易增加肾脏的负担，不利于尿酸的排泄。

料酒

在平时做菜的时候放一些料酒，可以起到去腥的功效，但料酒含有酒精，会使体内乳酸增多，影响尿酸代谢。因此，痛风患者应尽量少食用料酒。

辣椒酱

辣椒酱刺激性比较强，兴奋自主神经，会增加热量的摄入，从而诱发痛风，痛风患者应该尽量少吃，急性发作期不能吃。

091 痛风患者外出就餐时应注意什么？

扫一扫，听音频

外面餐厅的菜品大多油多、盐多、热量高、食材杂，嘌呤含量也不确定。注意以下几点，可以减少在外就餐对病情的不利影响。

1. 尽量选择口味清淡的菜品，拒绝重口味食物，避免腌制品。

2. 在外用餐时，点大碗盖饭不如点套餐，最好选择蔬菜搭配合理的套餐，避免食用油炸食物。

3. 尽量少点肉类食物，尤其不要选择高嘌呤的动物内脏，以及鱼、虾、蟹、贝类等水产品。

4. 食用肉类应以瘦肉为主，不要吃五花肉、带皮禽肉等高脂肪肉类。可以去除肥肉和外皮，挑瘦肉部分食用。

5. 拒绝点酒类，尽量不喝甜饮料。

如果经常在外就餐，饮食原则应根据自身情况调整，饮食只要在允许的热量和嘌呤摄入范围内即可。

092 痛风患者可以喝茶吗？

扫一扫，听音频

可以喝茶。

由于茶都是用白开水冲泡而成的，喝茶的同时也喝了大量的水，有助于尿酸排泄。痛风患者喝茶需要注意的是，要喝清淡的茶，不能喝浓茶。

普洱茶：普洱茶嘌呤含量低，其中还有很多活性成分，在普洱茶发酵熟制过程中，维生素 C 的含量也会变多，可以进一步增强人体免疫力，对痛风患者有益。

绿茶：绿茶有提神醒脑、降火明目的作用，除此之外，还可以生津止渴，不会导致尿酸升高或者痛风症状加重。

093 痛风急性发作期，消炎、止痛的食物有哪些？

扫一扫，听音频

蔬菜、低脂牛奶等。

蔬菜：紫甘蓝、紫土豆、茄子、紫苏、甜菜、萝卜、紫洋葱等蔬菜中含有丰富的花青素，可以帮助人体降低尿酸，还有抗炎的作用，有助于控制尿酸水平。

低脂牛奶：营养丰富，能帮助人体排泄尿酸，有抗炎作用，可缓解痛风患者的疼痛。

094 痛风急性发作期，饮食应该注意什么？

扫一扫，听音频

应遵循清淡、易消化、高维生素和低嘌呤的原则。

主食可以选择米饭、面条等。

蔬菜类可以选择番茄、黄瓜、白菜、萝卜等。

要选择低嘌呤食物，畜禽肉类和鱼类都不能摄入，将牛奶和鸡蛋作为动物蛋白的主要来源。

痛风急性发作期间，患者可以多吃富含水分的食物，如西瓜、梨等，可以起到一定的利尿作用，对于疾病恢复有积极作用。

095 痛风缓解期，饮食可以适当放宽吗？

扫一扫，听音频

可以适当放宽。

适量食用中嘌呤食物，比如牛肉、猪肉、羊肉、花生、腰果等。避免食用高嘌呤食物，比如动物内脏、带贝壳类海产品、鲅鱼等高嘌呤鱼类、肉汤等。仍然需要继续严格戒酒，减少碳酸饮料和各种果汁的摄入。

痛风的治疗是一个长期的过程，患者需要长期坚持良好的生活方式，还要注重降尿酸药物的使用。只有通过综合治疗，才能使病情控制在稳定状态。

096 为什么高植物嘌呤食物不一定增加痛风风险？

扫一扫，听音频

植物性食物和动物性食物所含的嘌呤是不一样的。

植物性食物中的嘌呤更多的是腺嘌呤和鸟嘌呤，而动物性食物中含量较多的是黄嘌呤和次黄嘌呤。

在人体代谢中，腺嘌呤和鸟嘌呤转化过程比较复杂，需要先通过一定途径转化为次黄嘌呤和黄嘌呤，才能变成尿酸。

因此，植物嘌呤进入人体后不太容易转化为尿酸，相比动物嘌呤不容易引起痛风急性发作。如果植物性食物和动物性食物二者嘌呤含量相同或者接近时，选择植物性食物更有助于控制尿酸水平。

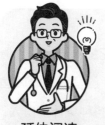

延伸阅读

植物性食物可降低痛风发病率

相关营养医学研究表明，植物性食物可降低痛风发病率。这是因为植物性食物中富含的膳食纤维和维生素C可以减少人体对嘌呤的吸收，有利于尿酸排泄，从而降低尿酸升高的可能性以及痛风的发病率。特别是膳食纤维，可以在肠道与尿酸相结合，并帮助尿酸排出，进而降低体内尿酸水平。

097 高嘌呤饮食为什么比 高嘌呤食物危害更大？

扫一扫，听音频

控制嘌呤总摄入量才是关键。

医生常常会告知痛风患者控制嘌呤摄入，保持低嘌呤饮食，因此很多患者一点儿肉都不敢吃。实际上，这是理解有误。首先，高嘌呤食物一点儿都不敢沾，很容易营养不良。其次，不是说吃高嘌呤的海鲜等食物就是高嘌呤饮食，要控制的是嘌呤的总摄入量。

人们经常混淆高嘌呤饮食和高嘌呤食物这两个概念。高嘌呤饮食与高嘌呤食物有如下区别。

高嘌呤饮食 每天摄入嘌呤 >1000 毫克	高嘌呤食物 每 100 克食物嘌呤含量 >150 毫克

每天要控制嘌呤的总摄入量（食物嘌呤含量 × 食用量），而不是限制某一种食物。

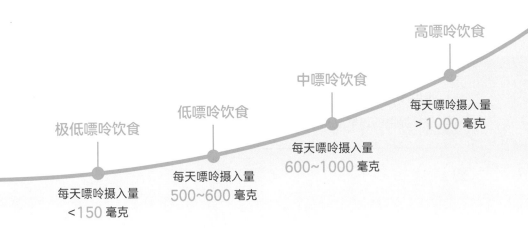

极低嘌呤饮食
每天嘌呤摄入量 <150 毫克

低嘌呤饮食
每天嘌呤摄入量 500~600 毫克

中嘌呤饮食
每天嘌呤摄入量 600~1000 毫克

高嘌呤饮食
每天嘌呤摄入量 >1000 毫克

098 痛风患者三餐怎么搭配好?

扫一扫,听音频

合理搭配一日三餐,对控制痛风是非常重要的。

早餐——建议安排在 6:30~8:30

- 早餐的种类应该多样化,包括谷薯类、蛋奶类、蔬菜等
- 早餐蛋白质、脂肪和碳水化合物的供能比例接近 3:2:5
- 早餐不宜吃得过少,早餐提供的热量应占全天总热量的 30%

午餐——建议安排在 11:30~12:30

- 营养午餐要讲究"123"的比例,即食物分量的分配:1/6是肉、鱼、蛋类,2/6是蔬菜,3/6是主食
- 午餐吃 3 种以上蔬菜,可选冬瓜、黄瓜、番茄、莴笋等富含水分、热量低、有利尿作用的蔬菜
- 尽量多吃白肉少吃红肉,有利于控制体重和血脂。午餐吃的肉可选择鸡腿等精瘦肉,总量不超过一个鸡蛋大小。鱼虾含优质蛋白质,但是嘌呤含量高,可以控制食用次数和每次食用的量
- 午餐提供的热量应占全天总热量的 40%

晚餐——建议安排在 18:00～19:00

- 尽量选择低嘌呤的主食。不吃含油、盐的主食，比如葱油饼、炒饭等
- 蔬菜和肉要用少油少盐的方式烹调，以蒸、煮、炖为主，不要油炸
- 肉类要选择瘦畜肉、去皮禽肉等低脂肉
- 水果放在餐前吃，而不是餐后吃
- 晚餐与第二天早餐间隔时间很长，提供的热量应占全天总热量的 30%

099 痛风患者可以吃夜宵吗？

扫一扫，听音频

痛风患者最好不要吃夜宵。

有些人可能因为工作和生活的关系，一忙就到了晚上，过了 10 点之后就想吃东西。但对于高尿酸血症和痛风患者来说，不管是烧烤还是炸串，吃了都没有好处，很可能晚上睡觉时痛风就发作了。睡前吃夜宵，不但不利于肠胃健康，还会使尿酸值升高，尿酸值一高，问题也就来了。睡前如果要吃夜宵，也要选择清淡的食物，最好早一点吃，防止尿酸盐沉积，带来不利影响。

100 痛风并发糖尿病怎么吃？

扫一扫，听音频

平时在饮食上要少吃含糖量较高的食物。

痛风并发糖尿病患者应该按时服用降糖药物以及降尿酸药物，只有把血糖和尿酸降到正常范围之内，才不会导致病情进一步加重，避免诱发其他并发症。

保证碳水化合物摄入

米饭、馒头、面条等主食的主要成分均是碳水化合物，碳水化合物可促进尿酸排出。但痛风并发糖尿病患者应控制碳水化合物的摄入量，每天每千克体重摄取 4~5 克为宜。

摄入优质蛋白质

每天每千克体重应摄取 0.8~1 克蛋白质，以牛奶、鸡蛋为主。如果是肉类，应去皮，煮沸后去浮油食用。

补充水

每天喝水 2000~3000 毫升，以促进尿酸排出。以饮用白开水、淡茶水、矿泉水等为宜。

限制嘌呤含量

痛风急性发作期宜选用嘌呤含量很少或基本不含嘌呤的食物，如瓜果类，将每天膳食中嘌呤含量限制在 150 毫克以内。

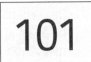 **101** 痛风并发高血压
怎么吃?

扫一扫,听音频

饮食上需要特别注意控制盐的摄入量。

痛风是因为人体嘌呤代谢障碍所致,同时也是导致高血压的一个原因。痛风并发高血压患者应注意自己的饮食。饮食科学、合理,可以帮助缓解症状。

1. 每天蔬菜的摄入量不少于 500 克。新鲜蔬菜富含钾、维生素、膳食纤维,利尿通便,有助于稳定血压。

2. 适量增加含钾丰富的食物。富含钾的食物有土豆、芹菜、桃、香蕉、橘子等。

3. 多补充水分。每日饮水量应在 2500~3000 毫升;日排尿量最好达到 2000 毫升,以稀释尿酸,使尿酸水平下降。

4. 适量摄入蛋白质。每天每千克体重可摄入蛋白质 1 克。牛奶、鸡蛋嘌呤含量很少,可作为首选蛋白质的来源。应改善动物性食物结构,减少脂肪含量高的肉类的摄入。

  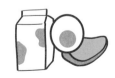

102 痛风并发血脂异常怎么吃？

扫一扫，听音频

应注意避免高脂、高热量食物的摄入。

痛风常常并发血脂异常，痛风、血脂异常都与饮食密切相关。

多吃新鲜蔬果	每天应进食 300～500 克蔬菜、200～350 克低糖水果，既能保证维生素 C、B 族维生素和矿物质的摄入，又因摄入膳食纤维，可预防便秘；还可以降低血脂，预防心血管疾病
饮食清淡	多素少荤，选择低嘌呤、低胆固醇的食物。不含胆固醇的玉米面、小米、蔬果等，应成为患者常吃的食物
选用低脂食物	脱脂奶、豆制品的脂肪含量较少，可作为优质蛋白质来源，取代肉类；少吃动物油，多用植物油
喝绿茶	绿茶中的茶多酚有降血压、降血脂、增加血管弹性的作用

103 痛风并发肥胖症怎么吃？

扫一扫，听音频

应调整饮食，减轻体重。

超重或肥胖者血尿酸均值及高尿酸血症检出率均显著高于体重正常或偏低者，所以肥胖的人更容易发生痛风。

痛风并发肥胖症患者在缓解痛风症状的同时，一定要注意以下几点。

1. 从膳食中摄入的热量必须小于机体消耗的热量，总热量可根据性别、劳动强度等情况控制在 1000～2000 千卡。以每周降 0.5～1 千克体重为宜，直至使体重降至正常水平或接近正常水平时给予维持热量。

2. 绿叶蔬菜通常富含膳食纤维，水分充足，属于低热量食物，有充饥作用，可经常食用。

3. 选择脂肪、热量以及嘌呤含量都较低的食物；可根据病情适量增加糙米、麸皮面包等食物的摄入。

4. 宜使用蒸、煮、炖、拌、焯等烹调方法。

104 痛风并发肾病怎么吃？

扫一扫，听音频

痛风并发肾病患者要避免肾损害，管控好自己的尿酸。

痛风并发肾病多见于中老年患者，男性多于女性，且除痛风性关节炎、高尿酸血症外，还有不同程度腰痛、水肿、血压升高及镜下血尿、持续性或间歇性蛋白尿等肾病表现。

饮食上要多注意以下几点，控制好尿酸，保护好肾功能。

- 防止嘌呤摄入过多。吃肉类食物时，搭配蔬菜，有助于尿酸排出，降低血尿酸水平。
- 及时补充水分。多喝水有助于减少结石，尤其是在夏季和运动以后。但要注意，出现肾衰竭并且排尿减少时，要控制水分的摄入，每天喝水量不能超过 500 毫升。
- 坚持低蛋白饮食，保证营养摄入。对多数出现蛋白尿的患者，坚持优质低蛋白饮食是必须遵守的原则。处于不同阶段且漏蛋白程度不同的患者对蛋白质的摄入量要求也不同。

蛋白质的摄入量应控制在每天每千克体重 0.5~1.0 克，其中优质蛋白质应占 60%。应当注意，对于出现大量蛋白尿（24 小时尿蛋白定量超过 3.5 克）的患者，蛋白质的摄入量应控制在每天每千克体重 0.6~0.8 克。

此外，肾病患者本身免疫力低下，如果短时间内有大量蛋白质漏出，很容易造成营养不良。平时可以通过摄入鸡蛋、牛奶等补充优质蛋白质。

第三章

运动篇

如何运动排尿酸、防痛风发作?

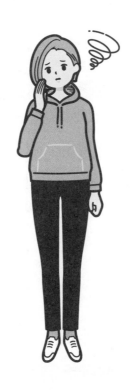

一图读懂本章要点

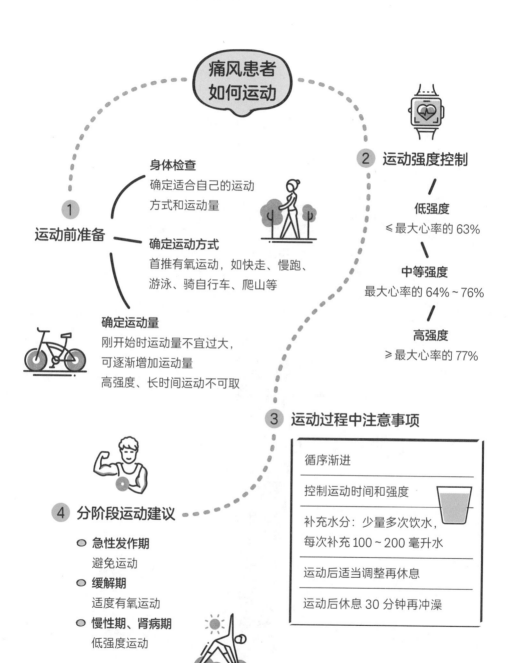

痛风患者
如何运动

1 运动前准备

身体检查
确定适合自己的运动
方式和运动量

确定运动方式
首推有氧运动，如快走、慢跑、
游泳、骑自行车、爬山等

确定运动量
刚开始时运动量不宜过大，
可逐渐增加运动量
高强度、长时间运动不可取

2 运动强度控制

低强度
≤最大心率的 63%

中等强度
最大心率的 64%~76%

高强度
≥最大心率的 77%

3 运动过程中注意事项

循序渐进

控制运动时间和强度

补充水分：少量多次饮水，
每次补充 100~200 毫升水

运动后适当调整再休息

运动后休息 30 分钟再冲澡

4 分阶段运动建议

● **急性发作期**
避免运动

● **缓解期**
适度有氧运动

● **慢性期、肾病期**
低强度运动

105 痛风患者能不能正常运动？

扫一扫，听音频

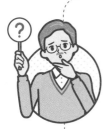

"医生，我健身多年，平时喜欢打球，长期每周运动 3~4 次，偶尔饮酒，一年不超过十次，饮食上有点偏荤，几乎不吃夜宵，也不在外面大吃大喝。但前不久由于前一天锻炼强度增加，我晚上睡觉时感觉大脚趾剧烈疼痛，去医院抽血检查，发现尿酸值高达 595 微摩 / 升，初步诊断为痛风急性发作，我以后还能继续正常运动吗？"

痛风患者可以适度运动。

运动是把"双刃剑"，如果运动量小，尿酸代谢慢，可能诱发痛风，而运动过量会导致乳酸大量堆积，乳酸会抑制尿酸的排出，也有可能诱发痛风。所以运动不足或过量，对痛风患者都是"雪上加霜"。

适度运动能够帮助排泄尿酸。通过运动控制体重，有助于将血尿酸控制在理想水平，减少痛风的发作次数。所以，运动对痛风患者来说是必要的，但把握好度很重要，运动应以中低强度有氧运动为主。

需要注意的是，痛风患者能否运动，还要根据痛风的具体阶段评估。痛风急性发作时要卧床休息，避免运动。在痛风缓解期可进行适度运动，运动能够帮助痛风患者控制体重，减少胰岛素抵抗，降低血尿酸。

哪些情况下不建议痛风患者运动？

扫一扫，听音频

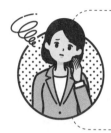

"医生，我今年 55 岁，前段时间发现脚踝出现红肿热痛，走不了路，去医院检查确诊为痛风。听说运动可以有效控制痛风，但我血压较高，可以运动吗？"

痛风患者应根据自身身体状况决定是否可以运动。

以下患者不宜运动。

1. 痛风合并风湿性心脏病患者。要根据心功能受损程度决定是否可以运动，已经出现心力衰竭者不宜运动。

2. 痛风合并高血压和脑血管疾病患者。当血压超过 180/110 毫米汞柱时，应禁止运动，若通过服用降压药血压下降了，可考虑进行轻度运动。

3. 有冠心病家族史与严重心律失常者。

4. 血糖不稳定的痛风合并糖尿病患者。血糖控制不佳，明显低血糖或血糖波动较大者，应暂缓运动。比如空腹血糖达到 15.7 毫摩 / 升，应该先用降糖药降糖，等血糖平稳后再进行运动。

5. 急性痛风性关节炎患者。痛风性关节炎急性发作期应卧床休息，将痛肢用被褥等垫起，采取舒适体位，以减轻疼痛。但需经常变换体位，以免局部皮肤受压，造成肌肉失用性萎缩及关节功能减退。

107 痛风急性发作期能运动吗？

扫一扫，听音频

痛风急性发作期最好不要运动。

痛风急性发作是指血尿酸增高，关节或周围软组织出现红、肿、热、痛等急性表现的临床阶段。这些症状的出现标志着患者由高尿酸血症阶段进入痛风阶段，这是痛风患者最难熬的阶段。此时药物治疗是关键。如果此时运动，会使得病情加重。

痛风治疗除了药物与饮食控制，运动确实是一种非常好的治疗方法。痛风主要见于一些体形肥胖的患者。对处于痛风缓解期的患者，通常建议通过适度运动来控制体重，这样可以减少痛风发作的次数。

同时，一些饮食不规律的患者，痛风发作的概率会大大增加，功能锻炼或者运动可以帮助患者维持较好的体质指数，预防痛风发作。

因此，对处于痛风缓解期的患者，通常建议进行规律、适度的运动；而对处于痛风急性发作期的患者，通常建议以休息为主，待疼痛过后再进行功能锻炼。

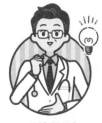

延伸阅读

痛风急性发作时不能进行按摩

痛风急性发作时关节局部红肿充血比较明显，局部炎症性反应也较剧烈，但不要自作主张进行按摩、理疗、热敷，或乱用伤湿止痛膏等外用药。

按摩、热敷等会加重病变部位充血、肿痛或引起尿酸盐溶解转移，促使血尿酸水平上升，使局部炎症性反应更明显。痛风急性发作时应当去医院接受正规治疗。

108 痛风患者运动前需要做哪些必要准备？

扫一扫，听音频

开始锻炼前要做身体检查

在运动前，应接受专科医生指导，先做有关检查，这是很重要的。不检查、不尊重医生的意见，随意运动，不仅不能防治疾病、增强体质，反而会影响身体健康。

开始锻炼前要进行一次彻底的身体检查，包括血压、血脂、血糖、心功能、肾功能等。运动前应对自己的体质状况有所了解，如通过心电图能检测出心律失常、心肌梗死等显性的、处在发病期的心脏疾病。做运动平板试验能观察心脏是否存在隐患，以判断心功能是否适合运动。

即使已有痛风石，只要表面皮肤没有破溃，肾功能良好，没有明显心血管合并症，关节功能正常，也可进行身体锻炼。

骨密度检测可测定骨钙含量，诊断骨质疏松，预测骨折阈值，医生据此可认定被检测者是否适宜强度较大的健身运动。

确定合适的运动方式和运动量

了解身体状况后，可以确定合适的运动方式和运动量，最好选择简便易行、本人又感兴趣的运动方式。刚开始时运动量不宜过大，可逐渐增加运动量。运动时间应适宜，不要影响平时的生活规律。

重视运动前的饮食

对于痛风患者来说，在坚持适度运动的同时，想要达到预期效果，还要重视运动前的饮食。若选择饭后运动，运动前的饮食最好选择低嘌咽食物，而且不宜吃得过饱。若选择空腹运动，运动前可以适当吃一点水果，或者喝一杯苹果醋加蜂蜜水，以补充能量。但血糖高、胃酸分泌较多的人慎用。

特殊人群需要制订运动处方

特殊人群，比如患有痛风、冠心病、高血压、糖尿病等慢性病的人，需要按照运动处方去锻炼。

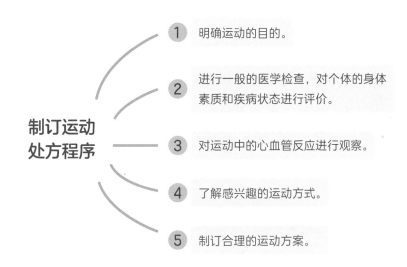

制订运动处方程序

1 明确运动的目的。

2 进行一般的医学检查，对个体的身体素质和疾病状态进行评价。

3 对运动中的心血管反应进行观察。

4 了解感兴趣的运动方式。

5 制订合理的运动方案。

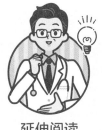

延伸阅读

运动前要进行热身

运动前要进行适量的热身活动，其目的在于通过较为缓慢、渐进的方式，逐步增加运动强度，以提高心血管系统对运动的适应性，帮助改善关节、韧带、肌肉的柔韧性，避免肌肉和韧带拉伤等问题的发生。

热身活动因人而异，患者可以根据自己的情况选择喜欢的方式进行热身，如伸展腰背、踢踢腿、慢走一会儿等。

109 痛风患者运动过程中应注意什么？

扫一扫，听音频

痛风患者运动过程中应循序渐进，控制运动时间和强度，注意补充水分和休息。

循序渐进：开始运动时，运动量要小一些，循序渐进增加运动量，运动过量会诱发痛风。

控制运动时间和强度：运动过程中要注意休息和调整体力，不宜参加长时间的体力劳动，否则会使体内尿酸水平升高，诱发痛风。

补充水分：运动过程中要保证体液充足，尤其是晨起锻炼时患者体内会缺水或者血液浓缩，容易诱发痛风。为防止运动脱水，在运动前、运动中和运动后都需要适量饮水，可少量多次饮水，每次补充100～200毫升水，一小口一小口地喝。白开水通常是最好的选择。

运动后适当调整再休息：运动后不宜马上坐下来休息，而应适当做一些整理活动，慢慢停下来。整理活动内容大致有四类：①是1～2分钟的缓步行走；②是下肢柔软体操和全身的伸展体操；③是下肢肌肉群的按摩或用自我抖动肌肉的动作放松；④是呼吸练习（腹式呼吸）。

运动后休息30分钟再冲澡：运动后先用较软的毛巾将汗擦干，适当饮用一些淡盐水，待呼吸和心跳恢复正常后再进行温水淋浴。如果条件允许，最好洗温水澡，水温在37～40℃为宜。

110 有氧运动、无氧运动，痛风患者该如何选择？

扫一扫，听音频

有氧运动是痛风患者的最佳选择。

运动分为有氧运动和无氧运动，其中强度低、有节奏、不中断且持续时间较长的有氧运动是控制尿酸的首选运动。有氧运动有其独特之处，适合大多数人，包括痛风患者，其包含的项目也是多种多样的。快走、慢跑、骑自行车、游泳、跳舞、跳健美操、打太极拳、扭秧歌等，都属于有氧运动。

运动时间	运动频率
每次 30~40 分钟，包括准备运动 5~10 分钟；正式运动 15~20 分钟，在此期间可达到预计的心率；整理运动 5~10 分钟。	对于一般人来说，每周进行 3~5 次运动较合适，基本上以隔日运动为宜，间隔天数不宜超过 3 天。

延伸阅读

适度有氧运动可提高痛风患者生活质量

适度做有规律的有氧运动，可以改善痛风患者受累关节的骨质破坏和肌肉萎缩，缓解关节和肌肉的疼痛。有氧运动还能够促进全身血液循环，血液循环加速可以减少尿酸盐在骨关节等处沉积，阻碍高尿酸血症向痛风转化的进程，也有助于痛风的康复。

具体什么运动适合高尿酸血症和痛风患者呢？

扫一扫，听音频

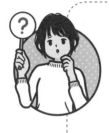

"医生，我的体检报告显示尿酸值 530 微摩／升，但还没有确诊痛风。专科医生让我平时多运动，比如打太极拳和游泳。我想知道为什么要选这两种运动，还有什么运动可以选呢？"

高尿酸血症和痛风患者可以选择快走、散步、慢跑、爬楼梯、游泳、骑自行车、打太极拳、做有氧健身操、练瑜伽等中低强度有氧运动。

高尿酸血症和痛风患者不宜选择快跑、踢足球、打篮球等剧烈运动项目，也不宜长时间进行俯卧撑等加强腹肌和背肌的运动及锻炼肌肉的器械运动。

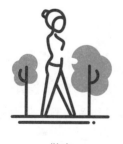

散步

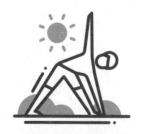

做有氧健身操

112 高强度或无氧运动为什么会使血尿酸水平升高呢？

扫一扫，听音频

血尿酸生成增加；血尿酸排泄减少；乳酸影响尿酸排泄。

·

血尿酸生成增加

人体的能量供应主要来自腺苷三磷酸（ATP），这是一种含嘌呤的物质。在进行高强度或无氧运动时，能量需求变大，肌肉中的 ATP 会分解供能，产生大量的腺苷和次黄嘌呤，进一步代谢为尿酸，导致血尿酸水平升高。

血尿酸排泄减少

在进行高强度或无氧运动时，人体会排出大量汗液。汗液流失自然会减少尿量，尿酸的排泄渠道受到影响，导致尿酸在体内堆积。

乳酸影响尿酸排泄

进行高强度或无氧运动后，体内会生成大量的乳酸，乳酸会抑制尿酸的排泄。

所以，高尿酸血症和痛风患者应避免进行高强度、高对抗性运动以及长时间的无氧运动。

怎样把控好运动强度？

扫一扫，听音频

"医生，我今年 69 岁，之前脚踝出现红肿热痛，走不了路，去医院检查确诊为痛风。刚开始，我觉得疼，自认为不运动最好，但没想到不运动，痛风发作更频繁了。后来我开始加强运动，每天走 6 千米，但一段时间后，运动过量引发痛风，疼痛更加难忍。运动疼，不运动也疼，应该怎么办呢？"

可以通过运动心率、运动中的自我感觉判断运动强度是否合适。

通过运动心率判断运动强度

最常用的判断运动强度的方法是看运动心率与最大心率的比值。通常将运动强度分为低强度、中等强度和高强度三级。

低强度	中等强度	高强度
≤最大心率的 63%	最大心率的 64%~76%	≥最大心率的 77%

其中，最大心率=220−年龄（岁）。如某人年龄为 40 岁，最大心率为 220−40=180 次 / 分，进行中等强度的运动，心率在 180×（64%~76%）≈ 115~137 次 / 分，是最合适的。

适中运动强度的表现

1. 运动过程中稍稍出汗，轻度呼吸加快，但不影响正常对话。

2. 运动结束后，心率可在 5 ~ 10 分钟恢复正常。

3. 运动后身体感觉稍累，没有持续的疲劳感或者其他不适感，即便出现疲乏倦怠或肌肉酸痛，也可在短时间内消失。

4. 运动后食欲和睡眠良好。

运动量过大与运动量不足的表现

如果运动后，休息 10 ~ 20 分钟心率仍不能恢复正常，出现疲劳、心慌、食欲减退、睡眠不佳等情况，则为运动量过大，应该酌情减少运动量；反之在运动中可以自如唱歌，运动后身体无发热感、没有出汗，心率无变化或者在 2 分钟内迅速恢复，则表示运动量不足，可适度增加运动量。

运动 强度低	**自我感觉**：运动中能轻松自如地说话、唱歌，心跳、呼吸没什么变化，不出汗	**运动形式**：家务劳动、侍弄花草、提笼遛鸟、散步、钓鱼等
运动 强度中等	**自我感觉**：需用力但仍可以在活动时轻松说话	**运动形式**：快走、休闲游泳、跳舞、演奏乐器等
运动 强度高	**自我感觉**：需要更用力，心跳更快，呼吸急促，流汗多	**运动形式**：快跑、快速蹬车、比赛训练或进行重体力活动（如举重、搬重物）等

114　痛风患者能不能快走？

扫一扫，听音频

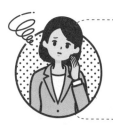

"医生，听说在阳光下快走可以降血压、降血脂，痛风患者适合快走吗？"

在痛风缓解期可以快走。

痛风患者能不能快走要分情况而定。在痛风急性发作期，关节会出现剧烈的疼痛，还伴有肿胀、发烫的现象，这一阶段不建议进行快走，应该限制运动量，患者可以偶尔下床散步。经过药物调理之后，病情有所缓解，此时的重心应是将体内的尿酸降到正常水平，这样可以降低痛风发作的风险。除了按时服用药物，还可以进行适当的有氧运动，这一阶段可以快走，但是要避免剧烈运动，防止引起痛风再次发作。

长期过度快走可能造成腿部关节的慢性劳损，应避免大运动量单一方式的锻炼。可在医生或专业健身教练的指导下结合快走进行力量、柔韧性等练习，使身体得到全方位锻炼，既是快走的有益补充，也能在一定程度上避免运动损伤的发生。

115 痛风患者每天快走多少步为宜?

扫一扫,听音频

建议每天快走 6000 ~ 8000 步(全天累加)。

痛风患者在缓解期,建议每天快走 6000 ~ 8000 步,由于身体素质不同,痛风患者可以酌情减少或增加步数。例如,老年人可适当减少步数,尽量不做爬山、爬楼运动;超重肥胖者在减重的同时可逐月增加步数。快走时主要还是以舒适为主,尽可能选择在室外快走。建议每次快走 30 分钟以上,或者每次至少 10 分钟,全天可以累计。

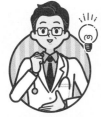

延伸阅读

快走要循序渐进,量力而行

在快走时应循序渐进,逐步增加快走速度和运动量,以达到最佳运动效果。快走速度建议控制在 100 ~ 130 步 / 分钟。快走中要时刻关注身体情况,如果感到胸痛、胸闷、心悸、呼吸困难等,应立即停止运动,并采取相应的措施。若快走后出现头晕、胸闷、气短、食欲下降、次日疲乏等症状,说明运动量可能过大,应调整强度。若减少运动量后,仍出现不适症状,应停止运动,必要时可去医院就诊。若身体条件允许,可以在每天快走中适当增加小强度的力量练习和柔韧性练习。

116 进行快走要注意哪些问题？

扫一扫，听音频

选择合适的场地；挑选合适的鞋和服装；积极应对特殊天气；可结伴而行；要掌握快走的步骤。

痛风患者应选择路面平稳的场地进行快走，最好选择操场的塑胶跑道，防止因快走意外扭伤脚踝。

选择软硬适中的运动鞋、舒适速干的衣物。快走时所穿的鞋不能太紧，脚趾要能完全放松。选鞋要遵循"舒适、宽松、底厚、透气"的原则。

应避免在严寒与高热的天气下进行长时间的快走运动。雾霾天气需要做好个人防护，尽量在室内进行快走。

可以找志趣相投的"小伙伴"一起快走，心情更加愉悦；互相鼓励，使快走更可持续；搭伴而行，如有突发状况也可有所照应。

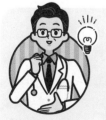

延伸阅读

快走期间，注意吃动平衡

人体基础代谢的最佳状态是达到热量摄入与热量消耗的平衡，体重变化是判断一段时间内热量平衡与否的最简便易行的指标。快走会刺激食欲，运动后应注意控制热量摄入，特别是高脂肪食物的摄入。炎热夏季快走时应每 30 分钟左右饮水 150～200 毫升。

快走的步骤

热身

快走前要进行 5 ~ 10 分钟的热身，活动关节、牵伸肌肉、预热身体，避免损伤。然后先轻松地走上 5 ~ 15 分钟。与其他运动一样，快走也要从慢速开始，在几分钟之内逐步加快，以帮助心脏和肌肉做好准备。

大踏步前进

在走路的同时充分摆臂。锻炼者可能有点上气不接下气，一旦说不出话来，请放慢速度。

放松

结束之前逐渐回到开始时的速度，持续 5 ~ 10 分钟。结束后做一些温和的伸展运动，促进恢复和减缓肌肉酸痛。

快走的动作要点

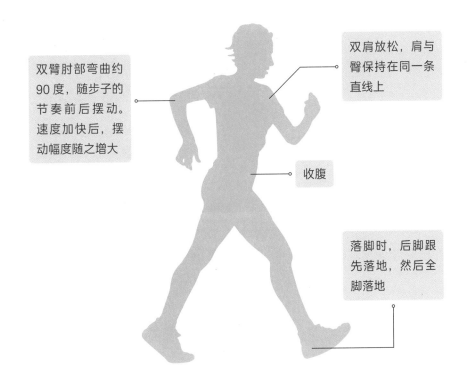

双臂肘部弯曲约 90 度，随步子的节奏前后摆动。速度加快后，摆动幅度随之增大

双肩放松，肩与臀保持在同一条直线上

收腹

落脚时，后脚跟先落地，然后全脚落地

117 痛风患者如何正确慢跑?

扫一扫,听音频

痛风患者应掌握慢跑的动作要点。

慢跑前做适当的热身活动,活动一下关节,然后由步行慢慢过渡到慢跑。

慢跑开始后,腿部动作要放松,一条腿后蹬之后,另一条腿屈膝前摆,小腿自然放松,通过大腿前摆带动髋部向前上方摆出,然后脚跟先着地,过渡到全脚掌着地。

慢跑的过程中,可选择两步一呼、两步一吸的呼吸频率,双臂同时自然摆动。

慢跑的动作要点

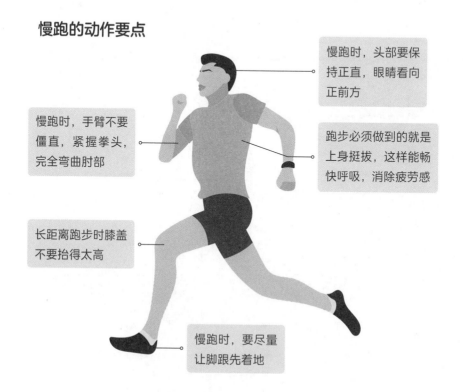

慢跑时,头部要保持正直,眼睛看向正前方

慢跑时,手臂不要僵直,紧握拳头,完全弯曲肘部

跑步必须做到的就是上身挺拔,这样能畅快呼吸,消除疲劳感

长距离跑步时膝盖不要抬得太高

慢跑时,要尽量让脚跟先着地

118 进行慢跑要注意哪些问题？

扫一扫，听音频

痛风患者慢跑时要以舒适为主，量力而行。

痛风患者慢跑前要做好体格检查，如量血压、测心电图等，如果不适合慢跑，不能逞强。有心、脑、肾等重要器官器质性病变的患者，慢跑应谨慎。60 岁及以上的老年人，要保证慢跑后心率不超过 110 次 / 分。

慢跑的速度	跑步可快可慢，宜酌情而定，量力而行	慢速：6.5 ~ 8 千米 / 小时 中速：8 ~ 8.5 千米 / 小时 快速：8.5 ~ 9 千米 / 小时
慢跑适宜运动量	1. 慢跑 20 分钟以上心率在 120 次 / 分左右 2. 以不觉得难受、不喘粗气、不面红耳赤，能边跑边说话为宜 3. 慢跑时心率不应超过 [180- 年龄（岁）] 次 / 分	
慢跑的时间	1. 在早上或傍晚进行慢跑 2. 每次慢跑 20 分钟以上，一周 3 ~ 4 次	

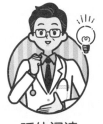

延伸阅读

慢跑不可忽略的细节

慢跑时，吸气要深长，呼气要缓慢而有节奏，宜用腹部深呼吸，全身肌肉要放松，吸气时鼓腹，呼气时收腹；跑鞋的选择也至关重要，一般来说，跑鞋要轻、要软，鞋底要经得起反复撞击。

119 痛风患者能不能游泳？

扫一扫，听音频

痛风患者可以游泳，这是很好的有氧运动。

游泳对身体各部位的锻炼很全面，而且运动中对身体造成的压力也小。每天慢速游泳 30 分钟，长期坚持可以改善关节的灵活性，减少尿酸盐沉积，从而提高关节功能，有利于预防和治疗痛风。不过必须控制运动量，同时注意运动安全，运动时需采取循序渐进原则。有皮肤损伤或溃烂的痛风患者不宜游泳，否则会造成感染。

游泳的动作要点

1. 手臂摆动幅度一定要大。

2. 下水前戴好泳镜。

3. 头适当低一些。

4. 游自由泳时应沿身体中轴线把抬高的手臂划入水中。

5. 当头浮出水面的时候一定要用嘴换气，呼吸频率要和动作节奏配合。

120 为什么痛风患者尽量不要冬泳？

扫一扫，听音频

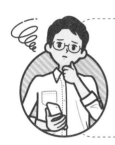

"医生，我今年 45 岁，是冬泳爱好者。确诊痛风后，医生建议通过游泳锻炼身体，但嘱咐我尽量不要冬泳，特别是在痛风急性发作期，这是为什么呢？"

低温环境易加剧痛风。

冬泳一般是指冬天在室外水域、自然水温下游泳，可以提高人体抗寒能力，促进人体微循环，从而可以提高人体对疾病的抵抗力。

对于痛风患者来说，首先要考虑的是水温。低温环境易促使尿酸盐结晶沉积，可加剧痛风。冬泳水温一般比较低，容易对关节造成损害，而痛风患者在急性发作期会出现关节肿胀、疼痛、皮肤发热等症状，此时虽然可以局部冷敷但不建议冬泳，冬泳可能会刺激其他关节或引发感冒，从而加重身体不适。痛风患者在病情缓解期，尿酸水平控制平稳，且没有关节红肿、疼痛症状，可以适当冬泳，但一定要注意运动量。

痛风患者游泳，夏季可以选择光照充足、水温适宜的室外游泳池，体感较舒适；冬季可以选择室内温水泳池，避免低温加剧痛风。

121 骑自行车要注意哪些问题？

扫一扫，听音频

掌握骑行动作要点，安全骑行。

骑自行车时，关节受力较小，以肌肉受力为主，因此，痛风患者可以将骑自行车作为日常锻炼方式。长期骑自行车能改善心肺功能，增强韧带和肌肉的力量，帮助痛风患者预防心血管疾病的发生。痛风患者骑行时应注意以下几点。

1. 车座太硬，可用海绵做一个柔软的座套套在车座上，以减少车座对身体的摩擦。

2. 调整车座的高度和角度。车座太高，骑车时臀部必然左右错动，容易造成身体的擦伤；车座前部上翘，更容易损伤下体。

3. 骑车时间较长时，要注意变换骑车姿势，使身体重心有所移动，以防身体某一点长时间着力引起劳损。

4. 初骑变速车时，速度不要太快，时间也不要太长，待身体适应后再加速和加时。

骑车的动作要点

上身稍向前倾，两臂稍直伸出，肩膀自然放松，双手扶住车把均匀用力

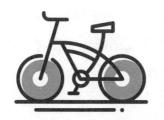

右（左）脚向下踩时，尽量使脚踝伸直，同时，左（右）脚上抬，脚尖上翘，接着脚跟下蹬

脚踩在踏板上，全身放松，向上提肛，进行深呼吸

122 得了痛风，还能爬山吗？

扫一扫，听音频

在痛风缓解期可以爬山。

在爬山过程中，腿部大肌肉群参与较规律的运动，且有一定负荷，可以促进血液循环，增强新陈代谢。痛风患者可以根据自己的病情尝试爬山运动，但在痛风急性发作期不宜爬山。

有人超体力向山上行进，造成心动过速；有人长期爬山，却感觉体能没有改善。以上两个问题的解决办法是要密切注意运动时的心率。保持心率在最大心率的 60%~70%，如果心率超过最大心率的 85%，要适当减慢爬山速度，做深呼吸，放松，等到心率恢复后，再按正常速度爬山。

爬山的注意事项

1. 鞋要选舒适且有一定防滑性的运动鞋。

2. 随身带一些水，随时补充水分，促进尿酸的排出。

3. 天气不好时避免爬山，以防发生危险。

4. 下山时不要跑，以免收不住脚发生意外。

5. 向上攀登时，目光停留在自己前方 3~5 米处最好，控制步速，切不可冲得太快。

长时间运动会影响尿酸排出吗？

扫一扫，听音频

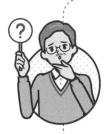

"医生，我是一名健身教练，最近因为少尿、浮肿症状就诊，入院检查发现血尿酸 830 微摩 / 升、肌酐值 1056 微摩 / 升，诊断为高尿酸血症、急性肾衰竭，现在正在进行透析治疗。我平时不喝酒不抽烟，饮食也很健康，每天还风雨无阻地坚持进行无氧运动 2 小时，为什么还会生病呢？"

长时间运动会加快身体水分流失，使尿量减少，从而影响尿酸排出。

正常情况下，人体通过皮肤、肺部、肾脏排泄水分。身体运动时，呼吸急促，出汗增多。当体内的水分通过皮肤、肺部代谢，通过肾脏的代谢就会相应减少。在新陈代谢过程中，为了满足身体的需要，肾脏的重吸收功能加强，导致尿液浓缩、尿量减少。

如果长时间运动导致运动量过大，会加快身体中水分流失的速度，使血液浓缩，从而使血尿酸浓度增高。而新陈代谢速度加快会生成过多尿酸，严重时尿酸盐会在肾脏中结晶，从而引发急性肾衰竭。

所以，高尿酸血症和痛风患者不宜进行长时间运动。长时间运动不仅易损伤关节，而且大量出汗带走水分，会使尿量减少，影响尿酸排出，易引起痛风急性发作。

124 运动出汗也会排尿酸吗？

扫一扫，听音频

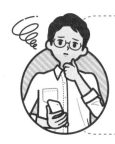

"医生，都说痛风患者要通过运动锻炼身体，我很喜欢运动，只要运动就出很多汗，出汗可以帮助排尿酸吗？"

出汗通常不能排尿酸。

汗液中大部分是水分，还有氯化钠及少量的尿素、乳酸、脂肪酸等，出汗通常不能排尿酸。

尿酸是嘌呤代谢的产物，肾脏才是排泄尿酸的主要途径，尿酸大部分通过尿液排出，少部分通过粪便排出。如果运动后出汗量太大，会导致尿量减少，影响尿酸排出，可能诱发或加重痛风。而能大量出汗的运动必然是剧烈运动，由于机体分解代谢增强，会产生更多的嘌呤代谢产物，此时不仅不能降尿酸，还可能会使尿酸进一步升高。

建议痛风患者多喝水，日排尿量最好达到 2000 毫升，促进新陈代谢，以利于尿酸排出。

125 运动后短时间内为什么不建议大量补水或进餐？

扫一扫，听音频

易增加身体负担。

汗液中含有大量盐分，运动后人体缺水且缺盐，如果运动后短时间内大量补水，易造成体内水分、盐分比例失调。运动后最好不要短时间内摄入大量水分，补水过快、过多，肠胃吸收不了，也容易造成肠胃功能紊乱。此外，运动后大量喝水会使血液循环大大增加，在运动中疲惫的心脏无法得到休息，从而增加心脏负担。

运动后如果感到口渴，可以少量喝一些淡盐水，以补充由于出汗失去的一部分水分，另一部分应在 30 分钟后补充。

此外，运动后身体处于兴奋状态，血管扩张，立刻进餐易给身体造成负担。特别注意不要食用冰冷的食物，食用冰冷的食物易引起感冒、腹痛、腹泻等。

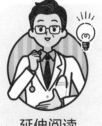

延伸阅读

运动时带瓶水上路

大约在 10 年前，很多人认为运动时不应饮水，饮水会加重疲劳，使胃肠不适。

现在的看法完全改变了，主张想喝就喝。理由是想喝水就表明人体需要水，当身体水分不足时，坚持运动易感疲劳。此外，水分不足，血液黏度会增高，影响血液循环。

126 步行和跑步时如何保护膝关节？

扫一扫，听音频

充分了解如何安全步行和跑步，可以有效避免膝关节损伤。

选择合适的鞋	穿舒适、有弹力的运动鞋，能够很好地减缓地面对膝盖的冲击力。这是对膝关节的第一层保护
选择合适的地面	尽量选择较柔软、平坦的地面进行运动，如塑胶跑道或平坦的柏油路
控制运动量	循序渐进，给肌肉和膝盖缓冲的时间
充分热身	热身需要进行动态拉伸，让膝关节周围的韧带能充分活动，减少拉伤的可能
肌肉一起练	增强大腿、小腿和腹部的肌肉力量，运动时身体会更稳定，可以很好地防止膝关节受伤
保持姿势正确	**步行**：挺胸抬头，背部挺直放松，两肩自然向后拉，膝盖伸直，上身要稍向前倾，大腿带动小腿，脚尖指向正前方，不迈八字步，自然摆臂，保持适当的走路节奏 **跑步**：膝关节要弯曲，大腿带动小腿，脚跟先着地，收紧腹部，这样可以跑得更稳
使用辅助工具	长时间步行时，可以手持一把登山杖，增强行走的稳定性，降低运动的强度。长时间步行或者膝关节有损伤的人跑步时可以佩戴护膝，缓解外部的压力

127 伴有关节炎的痛风患者怎样运动?

扫一扫，听音频

"医生，我今年48岁，患关节炎好几年了，因为膝盖不舒服，所以很少锻炼。前段时间进食海鲜后出现膝关节、踝关节等多个关节疼痛肿胀，活动后加重，夜间疼痛更甚。检查发现血尿酸为437微摩/升。X线检查可见骨质破坏。现在已确诊为痛风。这种情况可以通过运动降尿酸吗？"

从小运动量开始，循序渐进。

伴有关节炎的痛风患者只要运动方法得当，也是可以运动的。患者应根据自身状况确定运动强度。关节灵活训练、关节伸展运动、慢跑等可改善关节屈曲挛缩以及强化骨骼，有效释放和缓解病痛带给患者的精神压力。运动疗法要长期坚持，运动要适时适量，切忌超负荷运动，避免炎症急性期运动，以免给身体带来更大损伤。

关节灵活训练	关节伸展运动	慢跑
可避免关节功能性障碍，使关节更灵活。加速关节周围的血液循环，使受伤组织尽快修复。	可改善关节屈曲挛缩。一般轻微挛缩可进行主动伸展运动，略重的挛缩可利用器械协助进行被动伸展运动。	慢跑可以强化患者的骨骼，增强内脏功能，加快血液循环，非常适合年轻且病症不严重的患者。

在痛风不同阶段，运动时应该注意什么？

扫一扫，听音频

急性发作期：避免运动，以休息为主，可进行非疼痛关节的锻炼，如足部、膝盖疼痛，可以选择进行上肢锻炼。

缓解期：可选择进行中低强度、有节奏的有氧运动，如快走、慢跑、打太极拳、游泳等。

慢性期：患者多伴有关节畸形、功能障碍，以动防残的同时应避免损伤，运动方式应选择更柔和的低强度运动，如打太极拳、练八段锦等。

肾病期：与慢性期相似，但患者体力与精力都会大大下降，因此运动一定量力而行。可以选择散步、打太极拳等轻缓的运动项目。

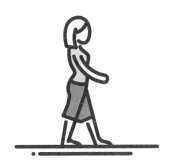

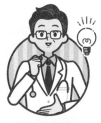

延伸阅读

运动分段进行更高效

运动要从小运动量开始，循序渐进，关键在于坚持，同时要注意运动中的休息和水分的补充。如果计划运动 1 小时，可以每活动 15 分钟后停下来休息一次，并补充水分，休息 5~10 分钟后再活动 15 分钟，如此将 1 小时的运动分为三个阶段进行，避免运动量过大及运动时间过长。

在不同季节运动，应该注意什么？

扫一扫，听音频

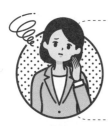

"医生，痛风患者在运动时需要考虑季节因素吗？在不同季节进行运动，需要关注哪些问题呢？"

痛风患者需特别关注气温，选择适合自己身体状况的运动方案。

春季运动

春季湿冷，要注意保暖、补水，避免因低温刺激、体内水分缺失，导致尿酸急速升高，诱发痛风。如天气不佳，可居家按揉手部和足部关节，增强局部血液循环，促进有害物质代谢排出。

夏季运动

夏季人体代谢旺盛、流汗多，运动后要及时补充水分，以促进尿酸排泄。夏季气温高，痛风患者应适量运动。避免运动后立即洗冷水澡或吹空调、电扇，以免诱发痛风。运动后，痛风患者应先将体表的汗液擦拭干净，待体表温度恢复正常后，再通过洗温水澡的方式来缓解身体的疲惫。

秋季运动

秋季温差变化较大，痛风患者抵抗力和适应能力降低。运动时要注意防寒保暖，受寒易致体表及内脏血管收缩，从而引起尿酸排泄减少。痛风患者可根据自己的身体状况，选择一些适合自己的户外活动，如钓鱼、散步、打太极拳等轻缓的运动，避免剧烈运动诱发痛风。

冬季运动

在寒冷的冬季，痛风患者也要坚持锻炼，但应避免在户外长时间运动，预防因受寒加重痛风病情。可以将活动场所由室外转向室内。每天进行适量的有氧运动，不仅减脂，还能活动关节。痛风患者在室外运动时要注意防寒保暖，在室内运动也不能穿得过于单薄。

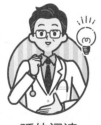

延伸阅读

不同强度有氧运动的优点

中低强度有氧运动：特别适合重度肥胖者及体质欠佳者；直接燃烧脂肪，并可以持续较长时间；可以用于从集中训练体系中积极恢复。

高强度有氧运动：消耗更多热量、燃烧更多脂肪；提高机体代谢率；增强耐力、力量以及运动表现力；预防骨质疏松症。

130 夏季运动后为何痛风易发作？

扫一扫，听音频

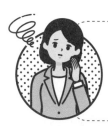

"医生，我确诊痛风有 5 年了，发现夏季运动后痛风特别容易发作，这是为什么呢？"

过量运动未及时补水	夏季运动后易大量出汗，人体内水分流失严重，尿量相应减少，尿酸是随尿液排泄的，因此尿酸排泄就会减少。如果运动过量，也会引起尿酸升高，增加痛风发作的概率
补水以饮料为主	很多患者在运动后喜欢喝各类饮料来解渴，但是很多饮料中都含有果糖。果糖在人体内分解，会导致嘌呤代谢原材料增加，从而使体内血尿酸水平升高，易诱发痛风
迅速降温	运动后通过冷水冲洗、吹空调等方式快速降温，也易导致尿酸盐沉积而诱发痛风
运动损伤	运动导致足、踝关节轻微损伤，使肌细胞分解，嘌呤代谢增加，尿酸产生过多，容易沉积在损伤的关节而诱发痛风

131 减少夏季运动后痛风发作的措施有哪些？

1. 最有效的措施是通过饮食控制、减肥及服用药物等，将尿酸控制在正常水平。1 次痛风发作，应将尿酸长期控制在 360 微摩 / 升以下，2 次及以上痛风发作，应将尿酸长期控制在 300 微摩 / 升以下。

2. 夏季运动，运动量要根据气温量力而行，适可而止。高温下运动不但易诱发痛风，也易中暑，诱发横纹肌溶解综合征和急性肾衰竭，所以应尽量避免在高温下运动，运动也不要太剧烈。

3. 避免关节损伤。每一项运动都有技巧，正确的动作、姿势和频率可减少关节损伤。

4. 运动期间及运动后适量饮水，可稀释血尿酸和血乳酸浓度，促进尿酸排泄。如果心肾功能正常，建议多饮水，维持每日尿量在 2000 毫升以上。

5. 多吃嘌呤含量低的新鲜蔬菜。有利尿作用的蔬菜，如冬瓜、黄瓜等可以足量摄入，有助于降低痛风发作风险。

6. 避免运动后快速降温，预防尿酸盐沉积诱发痛风。

132 运动后脚疼怎么办？

扫一扫，听音频

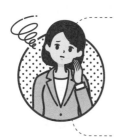

"医生，我患有痛风，今年 50 岁，在公园快走后脚部出现明显红肿，十分疼痛，有什么办法可以缓解呢？"

可通过抬高患肢或冷敷止痛，也可使用药物缓解疼痛。

1. 注意休息，可以通过抬高患肢或冷敷止痛。冰敷患部有麻痹及缓解疼痛的作用，可将冰袋置于患部关节上 10 分钟，中间最好垫上毛巾或海绵。

2. 在医生指导下使用药物来缓解疼痛和肿胀。

3. 多饮水，每天饮水 2000 毫升以上，促进尿酸排出。

4. 严格戒除烟酒，保证少油、少盐、低脂的清淡饮食，避免诱发痛风。

5. 注意运动量和运动方式，避免运动损伤。

133 睡前运动效果好，是真的吗？

扫一扫，听音频

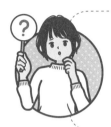

"医生，我每天上班都很忙碌，只有睡前才能安排时间运动，听说睡前适量运动可以提高睡眠质量。那么，痛风患者可以在睡前运动吗？"

不建议痛风患者在夜间或睡前运动。

在夜间或睡前，饮水量会减少，此时运动会导致运动过程中所产生的乳酸在体内蓄积，而乳酸会抑制尿酸的排泄，会导致入睡后尿酸水平升高。

此外，睡前运动后，人们在进入睡眠时，通过呼吸、汗液蒸发、尿液生成等途径，血液会进一步浓缩，机体会处于相对缺水的状态。如果这时候没有及时补水，血尿酸水平会进一步升高。

所以，并不建议痛风患者在夜间进行运动，痛风患者可以选择上午及下午气温适宜的时候运动。

134 一运动就关节酸痛怎么办？

扫一扫，听音频

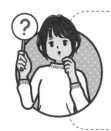

"医生，我在锻炼时经常感觉膝盖、脚踝酸痛不舒服，特别是在跑步时，每次都想放弃运动疗法，您有什么建议吗？"

根据身体状况，选择合适的运动方式进行锻炼。

对于痛风患者而言，运动是十分有益的。然而由于尿酸盐沉积对关节功能的影响，不少患者"一运动就关节酸痛"的状况确实令人糟心。

针对这种情况，建议患者尽可能更换运动方式，避免让发作部位受到刺激，比如游泳就是可以让脚趾避免强刺激的不错运动选择。如果关节特别不舒服，就做些轻松的拉伸动作。学会聆听身体的"呼唤"同样重要，要适时调整运动计划，循序渐进。

不论选择有氧运动还是无氧运动，都要把握好运动强度，以免造成运动损伤。

此外，下定决心准备长期运动时，一定要选择时间成本较低的便利运动，比如尽量选择在离家或工作地点近的健身房里运动，跑步地点尽量选择家附近的跑道。给自己创造一个省时便利的运动环境，才不容易让每日的运动成为生活负担。

第四章

用药篇

如何用药对身体伤害最小?

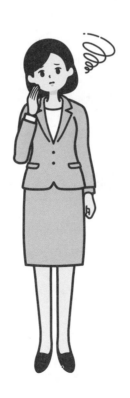

一图读懂本章要点

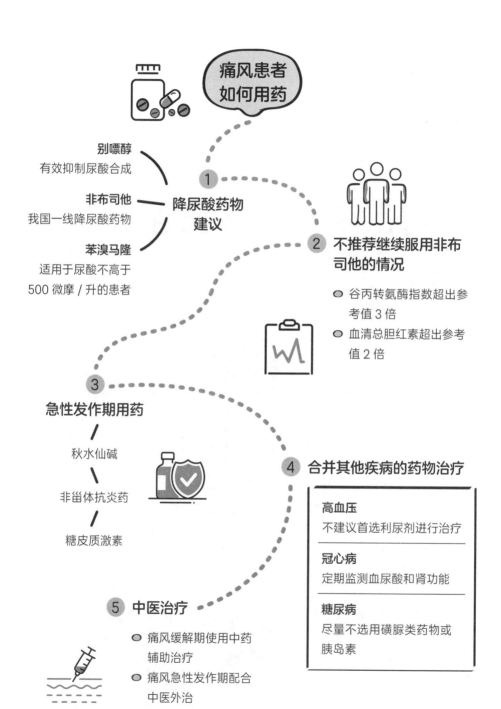

痛风患者如何用药

别嘌醇
有效抑制尿酸合成

非布司他
我国一线降尿酸药物

苯溴马隆
适用于尿酸不高于
500 微摩 / 升的患者

① **降尿酸药物建议**

② **不推荐继续服用非布司他的情况**
- 谷丙转氨酶指数超出参考值 3 倍
- 血清总胆红素超出参考值 2 倍

③ **急性发作期用药**

秋水仙碱

非甾体抗炎药

糖皮质激素

④ **合并其他疾病的药物治疗**

高血压
不建议首选利尿剂进行治疗

冠心病
定期监测血尿酸和肾功能

糖尿病
尽量不选用磺脲类药物或胰岛素

⑤ **中医治疗**
- 痛风缓解期使用中药辅助治疗
- 痛风急性发作期配合中医外治

135 痛风不能根治，为什么还要用药？

扫一扫，听音频

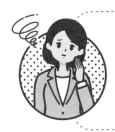

"医生，我今年 53 岁，刚确诊痛风 3 个月，一直坚持用药。听别人说降尿酸药不能根治痛风，长期吃药还伤肾，痛风不发作的时候我可以停药吗？"

药物可缓解症状，控制疾病的发展，预防并发症。

痛风在临床上通常会出现活动受限、关节肿胀、疼痛、发热、乏力等症状，严重者可能会出现痛风石侵犯泌尿系统等现象，严重影响患者的身体健康。

痛风是终身性疾病，无法根治，没有针对性的药物可以治愈痛风。一旦发现尿酸水平升高，一定要及时降尿酸。

多数患者需在医生的指导下长期服药。长期用药是治疗痛风的关键，可以迅速控制急性关节炎症，预防关节炎复发，预防或治疗尿酸盐结晶在关节、肾脏或其他组织沉淀所引起的并发症。药物对人体的伤害远远低于持续的高尿酸对骨关节和肾脏的侵害。除了药物治疗，还可以通过调整饮食、适当运动等降低血尿酸水平，控制痛风发作，保证生活质量，延长寿命。

136 痛风发作了，为什么开的不是降尿酸的药？

扫一扫，听音频

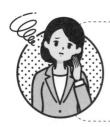

"医生，我的痛风第一次发作，为什么给我开的是抗炎止痛药而不是降尿酸的药物呢？"

痛风急性发作期不能盲目使用降尿酸药物。

《中国高尿酸血症与痛风诊疗指南（2021 年）》指出："国内外学者均建议在痛风发作控制 2 ~ 4 周后起始降尿酸药物治疗；已服用降尿酸药物治疗的患者，急性发作期不建议停药。"如果在痛风急性发作期将尿酸突然降下来，会破坏关节处沉积的尿酸盐结晶或痛风石的"平静"，让表面晶体脱落而再次诱发或加重急性关节炎。

所以，如果诊断为痛风，急性发作期建议先进行消炎镇痛治疗。降尿酸药物在痛风急性发作期盲目使用会加重症状，需要在消炎镇痛治疗后再使用。

137 服用降尿酸药物之后，为什么痛风发作更频繁了？

扫一扫，听音频

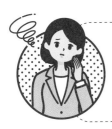

"医生，服用降尿酸药物后，痛风却经常发作，时常感到疼痛难忍，这是为什么呢？"

服药后血尿酸水平突然降低，引起尿酸盐结晶脱落，引发痛风。

痛风患者服用降尿酸药物后，特别是在前三个月，痛风极易发作。这是因为服用降尿酸药物后，血尿酸水平突然降低，已经形成的尿酸盐结晶从关节处脱落，引起痛风发作。

为避免这种情况出现，需要在服用降尿酸药物时，配合服用小剂量的秋水仙碱。秋水仙碱小剂量连续服用 3 个月，待血尿酸稳定后，可以在最大程度上避免痛风发作。

痛风患者一定要在医生的指导下进行正规系统的治疗，同时严格控制饮食、适当运动，痛风病情多数会得到较好的控制。

138 碳酸氢钠片是碱性的，可以降尿酸吗？

碳酸氢钠片没有降尿酸的作用，但可减少尿酸盐结晶的产生。

碳酸氢钠片是碱性药片，没有降尿酸的作用，但是它可以碱化尿液，减少尿酸盐结晶的产生。

通常情况下，高尿酸血症或痛风患者进行尿液检查，如果尿液的 pH 值小于 6.0，应该使用一些碳酸氢钠片碱化尿液，减少尿酸盐结晶的产生，以减少痛风发作，减少泌尿系统包括肾脏、输尿管结石的发生。如果尿液的 pH 值在 6.0 以上，可以暂时不使用碳酸氢钠片。

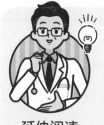

饮用苏打水可促进尿酸排出

延伸阅读

苏打水是碳酸氢钠的水溶液，它呈弱碱性，在医学上，外用可消毒杀菌，而饮用苏打水可帮助中和尿液酸碱度，促进体内尿酸的排泄。市面上出售的苏打水大部分是在经过纯化的饮用水中压入二氧化碳，并添加甜味剂和香料的人工合成碳酸饮料，并不是天然苏打水，挑选时要注意区分。天然苏打水除含有碳酸氢钠外，还含有多种微量元素，是很好的饮品。

139 痛风患者可以服用多效苷吗？

扫一扫，听音频

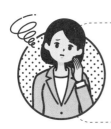

"医生，听说多效苷是尿酸的天敌，我的尿酸比较高，可以服用多效苷降尿酸吗？"

建议痛风患者在医生指导下服用多效苷。

多效苷是一种多效营养物质，富含虫草素、软骨胶原蛋白、茯苓、姜黄、栀子等中草药提取物，能抑制肝脏黄嘌呤氧化酶活性，增加血清腺苷脱氨酶活性，降低血液中尿酸浓度，从而预防痛风。长期补充可溶解痛风石，降低尿酸浓度，缓解关节疼痛。

除了痛风患者可以补充多效苷，经常饮酒、尿酸水平较高、有关节问题的人群也可以补充多效苷，不仅可以预防痛风，还可以保护关节，增加关节强度和灵活性，预防一系列高尿酸引起的疾病。

目前虽然没有发现过多服用多效苷有什么明显危害，但最好还是遵医嘱，适量服用。

140 常用的降尿酸药物有哪几种？哪一种疗效最好？

扫一扫，听音频

常用的降尿酸药物有别嘌醇、非布司他和苯溴马隆三种。这三种常用降尿酸药物的疗效不存在固定的优劣排名。对于不同患者、不同病情，选择最合适的药物才是最优方案。

降尿酸药物按作用机制分为两大类

抑制尿酸生成的药物
别嘌醇、非布司他通过抑制黄嘌呤氧化酶的活性，减少尿酸的生成，进而降低血尿酸水平。

促进尿酸排泄的药物
苯溴马隆通过抑制尿酸重吸收，促进尿酸排泄，降低血尿酸水平。

别嘌醇：有效抑制尿酸合成

别嘌醇具有良好的降尿酸效果，尤其适用于尿酸生成过多型患者。别嘌醇适用于慢性原发性或继发性痛风患者的治疗，也可用于反复发作性尿酸结石患者，对白血病、淋巴瘤或其他肿瘤在化疗或放疗后继发的组织内尿酸盐沉积、肾结石等，也有很好的预防作用。但是，别嘌醇不适用于痛风急性发作期，因为有可能加重急性发作期的炎症。

别嘌醇进入体内后，在肝脏代谢为有活性的羟嘌呤醇，全部经肾脏排出体外。在服用药物后1~2天，患者血液中的尿酸浓度就会开始下降。一般来说，患者坚持服用3~6个月，尿酸就会降至正常范围。

非布司他：我国一线降尿酸药物

非布司他是一种新型的抑制尿酸合成的药物，有良好的降尿酸效果。该药主要是通过肝脏清除，所以轻中度肾功能不全的患者也可以安全使用。非布司他在痛风患者血尿酸达标值及安全性方面，均优于别嘌醇。大多数痛风患者能够通过它维持血尿酸水平达标，但合并心脑血管疾病的老年人应谨慎使用，并密切关注病情。

非布司他口服后主要在肝脏分解，经肾脏和肠道双通道排泄，所以患者在服用非布司他过程中要注意监测肝功能。可从小剂量开始服用，2~5周后复查血尿酸水平，不达标者可以逐渐增加剂量。

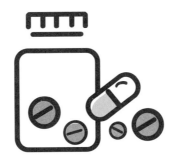

苯溴马隆：适用于尿酸不高于 500 微摩 / 升的患者

苯溴马隆具有较强的降尿酸作用，它促进尿酸排泄的能力比其他降尿酸药物都要强。使用苯溴马隆后，肾小管中的尿酸浓度将增加 60% 以上。苯溴马隆主要用于尿酸排泄减少型患者或使用别嘌醇过敏及疗效不佳的患者。

苯溴马隆的降尿酸机制并不会增加肾脏的代谢负担。但常规剂量苯溴马隆可能诱发药物性肝损伤。如果使用苯溴马隆时合并使用降糖药物、抗甲亢药物和别嘌醇，会导致药物性肝损伤的风险加大。但通常认为苯溴马隆在我国治疗痛风的获益仍然大于风险。

另外，中度或严重肾功能不全者及孕妇应慎用苯溴马隆，尿酸合成增多或有肾结石高危风险的患者不推荐使用。

总之，降尿酸治疗中除了降尿酸药物的选择很重要，护肝、补肾也很重要。应根据病情适当调整用药方案，将用药风险及不良反应降到最低限度。

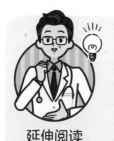

延伸阅读

服用降尿酸药物应遵医嘱

一般来说，如果尿酸值不是特别高，选用一种降尿酸药物即可；如果尿酸值过高或服用单一降尿酸药物效果不佳，也可以考虑联合应用两种降尿酸药物，但会增加肝脏、肾脏损伤风险。痛风患者应到医院就诊、治疗，遵医嘱服用降尿酸药物，不可自行买药服用。

141

别嘌醇、非布司他、苯溴马隆降尿酸治疗剂量如何选择？

扫一扫，听音频

所有降尿酸药物应从小剂量起始，并根据血尿酸水平酌情缓慢递增剂量，直到血尿酸水平达标。长期服药，需定期（3~6个月）监测血尿酸水平，血尿酸稳定在正常水平时，在饮食干预的基础上可逐渐减量。

药物	用量	服用时间
别嘌醇	初始剂量50毫克/天，每天1~2次。每周可递增50~100毫克/天，至200~300毫克/天，分2~3次服用。每2周左右监测血尿酸水平，未达标者可再递增剂量，最大剂量600毫克/天	餐后服用
非布司他	初始剂量20~40毫克/天，每天1次。每4周左右监测血尿酸水平，未达标者可逐渐递增剂量，每次增加20毫克。最大剂量80毫克/天	可与或不与食物同服
苯溴马隆	初始剂量25~50毫克/天，每天1次。每4周左右监测血尿酸水平，未达标者可缓慢递增剂量至75~100毫克/天。亦可于治疗初期给予100毫克/天，待血尿酸降至正常范围内时改为50毫克/天	早餐后服用

注：以上用法用量仅针对一般成年痛风患者，因个体差异还请遵医嘱服药。

142 肾功能不全患者在痛风急性发作期如何选择药物？

扫一扫，听音频

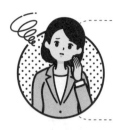

"医生，我有慢性肾炎的病史，在痛风急性发作期可以服用什么药物来缓解痛风症状呢？"

肾功能不全患者在痛风急性发作期可使用秋水仙碱、糖皮质激素。

应在痛风发作之后的 12 小时内服用秋水仙碱，如果超过 36 小时服用，药效会受到影响。服药后会出现胃肠反应，若出现明显腹泻，可以停止服用药物 1 周，或者适当减少药量，在服用药物期间要尽快监测肝肾功能。

在痛风急性发作期，如果伴有严重的全身症状，使用秋水仙碱之后没有任何改善，或者存在肾功能不全，就应该使用糖皮质激素。使用糖皮质激素可以有效缓解明显的疼痛现象，不过并不建议长时间使用，因为有可能造成全身性反应。在注射糖皮质激素时，要注意是否存在血压或者血糖升高等反应。

肾功能不全患者应避免在痛风急性发作期使用非甾体抗炎药物。非甾体抗炎药物可能会造成一定的肾脏损伤，也有潜在的心血管风险和消化道出血风险。

143 肾功能不全的痛风患者可以服用别嘌醇吗？

扫一扫，听音频

可以遵医嘱服用。

药物治疗方案一般根据患者尿酸排泄情况、有无肾结石以及肝肾功能等情况而定。尿酸产生过剩或合并尿路结石、肾功能损伤的患者，首选抑制尿酸生成的药物，如别嘌醇、非布司他等。

别嘌醇可以抑制体内黄嘌呤氧化酶的活性，使体内的尿酸合成减少，进而降低血尿酸水平，改善病情。患者肾功能不全时，别嘌醇进入人体后代谢的物质易在体内蓄积，增加药物中毒风险，所以需减量服用。服用别嘌醇时可以在医生指导下结合非布司他治疗。服用别嘌醇可能会使皮肤出现红疹、红斑等，甚至出现瘙痒、恶心等症状，服用药物要遵医嘱。

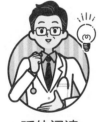

延伸阅读

先明确肾损伤的原因再选择降尿酸药物

肾功能不全可引起血尿酸排泄减少，从而造成血尿酸升高。反过来，如果血尿酸长期升高，也会造成急性或慢性肾功能损害。

所以如果发现痛风合并肾功能不全，首先要判断因果关系，尽早明确肾损伤的原因，并尽可能改善或者恢复肾功能。明确了肾损伤的原因，再选择降尿酸药物。

144 肾功能不全的痛风患者可以服用苯溴马隆吗？

扫一扫，听音频

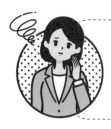

"医生，听说苯溴马隆不通过肾脏代谢，肾功能不全的痛风患者可以服用吗？"

不建议服用。

苯溴马隆主要经过肝脏代谢，几乎不通过肾脏排泄，而是通过胆汁和粪便排泄。此外，苯溴马隆也不影响细胞代谢。一般来说，在肌酐值 <350 微摩 / 升的情况下，苯溴马隆并不会增加肾脏的负担。

但这并不代表苯溴马隆不会对肾脏产生影响。实际上，中度或者严重肾功能不全者并不建议服用苯溴马隆，肾结石患者也需要根据结石和肾功能情况权衡利弊。这是因为苯溴马隆主要通过抑制肾小管对尿酸的重吸收，促进尿酸从肾脏排泄，发挥降尿酸的作用。服用苯溴马隆后，会导致肾小管和输尿管中的尿酸浓度增高，有资料显示，肾小管中的尿酸浓度可以增加 60% 以上。如此，尿酸盐容易堆积在肾小管，从而导致尿酸性肾结石或肾脏尿酸盐结晶的形成，对肾脏造成损害。虽然苯溴马隆并没有肾毒性，但有可能让肾脏的尿酸盐结晶增加，造成肾损害。

145 肾功能不全的痛风患者可以服用非布司他吗？

分析病情后在医生指导下服用。

非布司他是一种常用的降尿酸药物，适用于痛风或高尿酸血症的长期治疗。服用非布司他，对于预防痛风性关节炎的急性发作有一定作用，大多数痛风患者能够通过它维持血尿酸水平达标。如果在服用药物期间没有出现其他异常，则可以在医生指导下继续服用。

非布司他主要通过肝脏代谢，与其他降尿酸药物相比，其降尿酸效果及对肾脏的保护作用较好。轻、中度肝肾功能不全者无须调整用药剂量，按正常剂量服用即可，但重度肝功能不全者及严重肾功能不全者要慎用。患者在服药期间要定期监测肝肾功能，如有异常，需要在医生指导下调整用药。

非布司他需要服用多久，因人而异。可能有的患者病情比较轻，需要服用的时间会比较短，有的患者病情比较重，还出现了并发症，就需要长期服用了。

146 服用非布司他容易引起哪些不良反应？

扫一扫，听音频

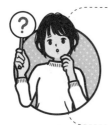

"医生，我确诊痛风 5 年了，一直遵医嘱规范服用非布司他，最近服药后总是肚子不舒服，这次检查发现黄疸值也偏高，这是什么原因造成的？"

长期服用非布司他可能会对心血管、肝功能、肠胃造成不良影响。

对于部分痛风患者而言，长期服用非布司他，心血管可能会受到影响。虽然非布司他与心血管事件的具体关系没有明确定论，但不少研究发现，二者之间存在一定关联，长期服用非布司他可能会出现心动过快或过慢等心脏不适的表现。本来就有心脏问题的患者更要注意。

肝功能也可能会受到影响，毕竟药物进入体内需要肝脏解毒。如果服用药物期间频繁出现黄疸、皮肤瘙痒、腹痛等不适表现，要考虑是否出现肝脏问题，建议尽快检测肝功能。

长期服药的患者可能还会出现消化不良、腹泻、恶心等肠胃不适的表现。

总之，即使有可能出现不良反应，也不能拒绝服用药物。对于痛风患者而言，想要降尿酸，预防并发症，就要在医生指导下科学合理地用药，不能随意减量或加量，更不能随意更换其他降尿酸药物。如果服用药物期间身体反复出现某种不适，一定要及时告知医生。

147 如何预防服用非布司他引起的不良反应？

了解服用药物的注意事项，降低危害。

留心观察身体特征，辨别自己是否适合服用

对于痛风患者而言，服用非布司他有不错的效果，可以在较短时间内使尿酸水平降低，防止痛风发作。对于没有痛风显著症状的患者，不要轻易服用非布司他，以免引起痛风发作。

避免在短时间内突然加大药物剂量

为避免非布司他在人体内的剂量过高，造成尿酸在短时间内剧烈波动，医生会在科学评估下逐渐增加非布司他的使用剂量。非布司他单独使用时可以起到较好的降尿酸作用，每天服用 80 毫克即可，既可以让尿酸达标，也不会给肾小管带来巨大危害。

服用非布司他期间，关注心脑血管健康

服用非布司他可能会提高患心脑血管疾病的风险。因此，在服用非布司他期间，要注意服药后的不良反应，如果有气短、呼吸困难和胸痛现象，应立即去医院就诊，确定是否为服用非布司他的不良反应。

服用苯溴马隆的患者是否可以同时服用碳酸氢钠？

扫一扫，听音频

可以服用。

苯溴马隆属于促进尿酸排泄的药物，会使肾小管和输尿管中的尿酸浓度升高，这样就增加了肾小管或输尿管结石的风险。为了降低这种风险，患者在服药过程中需要长期坚持碱化尿液治疗，促进尿酸溶解。

尿液 pH 值小于 6.0 是尿酸性肾结石形成的重要因素。

一般来说，痛风患者的尿液 pH 值往往比正常人低，大部分患者尿液中含有大量尿酸。而服用苯溴马隆后，24 小时尿酸排泄量可能超过 1.0 克，那么患者可能出现结石。一般服用苯溴马隆的同时需要加用碳酸氢钠、枸橼酸钠或乙酰唑胺等碱化尿液，让尿液 pH 值保持在 6.2 ~ 6.9。

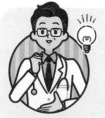

延伸阅读

服用碳酸氢钠的不良反应

此药服用后会在胃内产生二氧化碳，易引起嗳气、胃酸增多、胃胀等不适，且不宜与大量牛奶及奶制品同服。长期服用，可增加碱中毒、碱性结石的发生概率，还可致水钠潴留，引起和加重高血压，还可能诱发心力衰竭。

149 合并肾结石的痛风患者如何选择降尿酸药物？

扫一扫，听音频

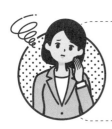

"医生，我今年 48 岁，检查出痛风伴有尿酸性肾结石，我应该服用什么药物降尿酸呢？"

建议选择别嘌醇、非布司他降尿酸。

痛风患者好发肾结石，痛风性肾结石又叫尿酸性肾结石。对于处于肾绞痛、尿路感染或尿路梗阻等急性期的患者，需要立即给予相应的治疗。对于肾绞痛，可以给予止痛药治疗。对于尿路感染，则需要给予积极的抗感染治疗。平时的治疗包括排石和溶石药物的使用。对于没有疼痛、感染和尿路梗阻的尿酸性肾结石，可以通过药物碱化尿液来溶解结石。

降尿酸药物主要包括减少尿酸生成的别嘌醇、非布司他和促进尿酸排泄的苯溴马隆。苯溴马隆主要通过增加肾脏对尿酸的排泄来实现降尿酸作用，因此会增加肾结石产生的可能，如果已经有肾结石，一般不推荐使用苯溴马隆。

为了明确患者是否有肾结石，医生在选择降尿酸药物前会要求患者做肾脏 B 超。如果肾脏 B 超没有发现肾结石，就可以考虑服用苯溴马隆来降尿酸、治痛风。而且一旦选用苯溴马隆，就要配合服用碳酸氢钠片等碱化尿液的药物。碳酸氢钠片的主要作用是碱化尿液，帮助尿酸排出，减少肾结石的产生，预防肾结石。

150 如何避免服用别嘌醇的过敏反应？

扫一扫，听音频

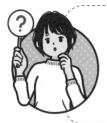

"医生，听说服用别嘌醇可能发生过敏反应，主要表现为皮疹，有的皮疹会导致非常严重的后果，可能危及生命。请问如何避免过敏呢？"

用药前进行 HLA-B*5801 基因检测，可以判断是否会对别嘌醇产生过敏反应。

别嘌醇疗效显著、价格低廉，但在中国人群中使用时应特别关注它的过敏反应。患者在服药之前可以进行 HLA-B*5801 基因检测，判断自己是否会对别嘌醇产生过敏反应。

研究已证实，别嘌醇过敏反应的发生与 HLA-B*5801 存在明显相关性，且汉族人群携带该基因型的概率为 10%～20%。

由此可见，过敏发生的概率还是很高的。检测该基因就是看患者是否会对别嘌醇产生过敏反应，就像注射青霉素之前要做皮试一样。如果检查结果为阳性，提示对别嘌醇过敏，则不能服用别嘌醇。

151 如何避免服用非布司他引起心血管不良事件？

扫一扫，听音频

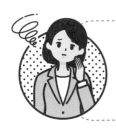

"医生，听说服用非布司他降尿酸会增加心血管疾病发生的概率，怎么做才能降低风险呢？"

关键是要在医生指导下选择最适合自己的药物，并监控其可能发生的不良反应，及时发现、及时处理。

客观来说，没有任何一种药物是绝对安全的，遵医嘱正确使用非布司他，可以在最大程度上避免药物引起的不良事件。

1. 最新研究表明，每天服用非布司他 40～80 毫克，心血管事件的发生率并不高。所以，非布司他对心血管的安全性可能与剂量有关。

2. 痛风患者在用药前应评估心血管疾病风险。如果患者本身有较高的心血管疾病风险，应尽量避免服用非布司他。

3. 服用非布司他的过程中，如果出现胸痛、呼吸急促、心跳加速或不规则、一侧肢体麻木或无力、头晕、说话费劲、突发剧烈头痛等症状，应立即就医。

152 服用非布司他引起肝损伤如何处理？

扫一扫，听音频

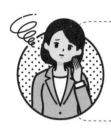

"医生，我有痛风史，服用非布司他1年多，复查时发现肝功能异常，该怎么办呢？"

服用非布司他出现肝功能异常，要在医生指导下考虑是否减量或暂停服用非布司他。

出现以下3种情况不推荐继续服用非布司他。

①	②	③
服药后患者血清谷丙转氨酶超出参考值3倍时，应立即停止服用非布司他，直到找出肝功能指标异常的原因。	服药后患者血清谷丙转氨酶超出参考值3倍，血清总胆红素超出参考值2倍，且不存在由于其他药物造成肝损伤的可能，患者不应继续服用非布司他。	服药后患者血清谷丙转氨酶以及血清总胆红素出现轻微升高，患者也应谨慎服用非布司他。

使用非布司他前应该检查肝肾功能，向医生说明是否有肝病或肾病病史。定期复查肝肾功能，若谷丙转氨酶持续升高至正常值的3倍或发生肾衰竭时，应遵医嘱停用或减量服用非布司他。

153 使用降尿酸药物时是否需要同时进行碱化尿液治疗？

扫一扫，听音频

建议结合病情和用药情况，在医生指导下给予碱化尿液治疗。

高尿酸血症与痛风患者服用促尿酸排泄药物，如苯溴马隆，可致尿液尿酸浓度明显升高，增加尿酸性肾结石形成的风险。建议定期监测晨尿 pH 值。

尿液低 pH 值是尿酸性肾结石形成的重要原因。尿液 pH 值小于 6.0 时，建议服用枸橼酸钠、碳酸氢钠碱化尿液，以降低尿酸性肾结石的发生风险。

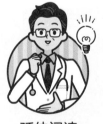

延伸阅读

使用枸橼酸钠的注意事项

使用枸橼酸钠最常见的不良反应是胃肠道不适、恶心、腹痛和腹泻。

枸橼酸钠禁用于急性肾损伤或慢性肾衰竭、严重酸碱平衡失调、慢性泌尿道尿素分解菌感染及肝功能不全者。

154 血尿酸水平控制正常后，降尿酸药物是否可以停用？

扫一扫，听音频

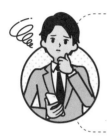

"医生，我是痛风患者，今年 35 岁。我已服用别嘌醇半年，现在血尿酸降到了 350 微摩 / 升。还需要继续服药吗？"

不建议擅自停药，遵医嘱逐渐减量或停药观察。

对于已经发作过痛风的患者，建议将血尿酸水平维持在 360 微摩 / 升以下，可以有效减少痛风发作。高尿酸血症或痛风患者若无高尿酸血症及痛风家族史、无肥胖、无痛风石，并且服用小剂量降尿酸药物能使血尿酸长期（至少 6 个月）维持在 360 微摩 / 升以下，且无痛风急性发作，可尝试停药观察。

高尿酸血症与痛风属于慢性病，治疗目标是血尿酸持续达标，预防痛风急性发作与并发症。大多数患者需要长期服用降尿酸药物以使血尿酸持续达标。有些患者并没有意识到这一点，血尿酸一达标，就随意减药、停药，致使尿酸值又很快升高，甚至诱发痛风。

155 痛风急性发作时，要不要进行抗生素治疗？

扫一扫，听音频

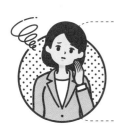

"医生，痛风急性发作时可以吃青霉素、头孢来缓解疼痛吗？"

不需要。

很多人认为痛风患者在急性发作期应该使用抗生素进行治疗，实际上这是错误的认知。

痛风急性发作，主要是由于尿酸盐结晶沉积在关节以及周围组织导致无菌性炎症反应所致，虽然关节存在红肿热痛的症状，但并不代表病变部位存在细菌感染，这是一种无菌性炎症。

抗生素在应对相关疾病时，主要是通过发挥抗菌的作用来达到抗感染的治疗效果。痛风不属于细菌引起的炎症，不需要用抗菌药物来治疗。使用青霉素、头孢等抗生素，不仅不对症，还属于滥用抗生素。痛风急性发作时可以用非甾体抗炎药，比如依托考昔、塞来昔布、扶他林、布洛芬等。

156　为什么最好在痛风发作24 小时内开始用药？

扫一扫，听音频

尽早服药效果更好。

痛风一旦急性发作，在 24 小时内使用抗炎镇痛药物，止痛的效果更好。有研究显示，超过 36 小时再服用秋水仙碱效果较差。

痛风发作的持续时间越长，对关节造成的损害也就越严重。因此，应当尽量缩短痛风的发作时间，一旦有发作的先兆，就应尽早服药改善，力求发作期不超过 24 小时，从而减少对关节的损害。痛风急性发作时，尽早用药，足量、足疗程用药，才能更快地缓解痛风症状。

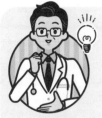

延伸阅读

如何判断是尿酸生成过多还是尿酸排泄过少

24 小时尿中尿酸定量测定：正常尿中尿酸排泄量在普通饮食情况下每天少于 800 毫克，或者在低嘌呤饮食情况下每天少于 600 毫克，为排泄过少型；反之为生成过多型。

尿酸清除率测定：准确收集 60 分钟尿，留中段尿，测尿尿酸，同时采血测血尿酸，然后计算每分钟尿酸排泄量与血尿酸值的比，正常范围在 6.6~12.6 毫升 / 分，大于 12.6 毫升 / 分为生成过多型，小于 6.6 毫升 / 分为排泄过少型。

也可通过测定尿酸清除率与肌酐清除率的比值，或者测定随意尿液中尿酸与肌酐的比值来判断是尿酸生成过多还是尿酸排泄过少。

157 如何合理使用秋水仙碱？

扫一扫，听音频

痛风急性发作后越早服药越好，应小剂量服用，肾功能不全的患者酌情减量。

秋水仙碱是治疗急性痛风性关节炎的一线药物。一般来说，服用秋水仙碱的时间越早越好，最好在痛风急性发作后 12 小时内。36 小时之后，炎症已经达到了高峰，这时秋水仙碱的作用将不能发挥到极致。

建议首次口服 1.0 毫克，1 小时后再用 0.5 毫克，12 小时后改为 0.5 毫克，每日 2 次，连续用药直到痛风急性症状缓解。开始降尿酸药物治疗时，由于血尿酸水平波动易诱发痛风，预防性使用秋水仙碱至少 3 个月可减少痛风的急性发作，用量为每天 0.5~1.0 毫克。肾功能不全患者需要酌情减量，按照肾功能指标计算使用剂量。如果效果不好，根据病情及肝肾功能情况，再换用其他药物。

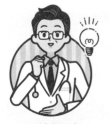

延伸阅读

不推荐大剂量使用秋水仙碱

大剂量使用秋水仙碱除了出现腹泻、呕吐等胃肠道不良反应，还可能出现骨髓抑制、肝肾功能不全等不良反应。与大剂量用药相比，小剂量使用秋水仙碱治疗痛风同样有效，且不良反应明显减少。

158 如何合理选择非甾体抗炎药？

扫一扫，听音频

痛风急性发作患者需在医生指导下选择非甾体抗炎药进行治疗，总体原则是尽早、足量使用。

非甾体抗炎药（NSAIDs）止痛原理是通过抑制人体环氧化酶活性，从而抑制炎症反应，达到止痛的效果。根据作用机制的差别，NSAIDs进一步分为非选择性和选择性两类。

非甾体抗炎药	非选择性NSAIDs	胃肠道损伤（如消化道出血）风险更大，心血管风险更小	洛索洛芬钠、布洛芬、萘普生、双氯芬酸、吲哚美辛等
	选择性NSAIDs	胃肠道不良反应更少，心血管风险增加	塞来昔布、依托考昔、美洛昔康等

没有基础疾病的痛风患者

对于身体情况良好且没有合并消化道疾病、心血管疾病等情况的痛风患者，一般两类药物都可以选择，差别只在于起效速度和维持时间，如服用洛索洛芬钠后 15 分钟起效，而且服药一次可以维持 24 小时。

合并胃肠道风险的痛风患者

胃肠道风险包括曾经得过胃出血、目前有胃十二指肠溃疡等疾病，还包括其他需要医生来评估的风险因素，例如是否高龄、是否使用抗凝药、是否合用激素等情况。

如果存在以上情况，应使用选择性 NSAIDs，必要时还可以加用胃黏膜保护剂或质子泵抑制剂（如雷贝拉唑）。

需要特别提醒的是，无论选择性 NSAIDs 还是非选择性 NSAIDs，长时间使用都可能导致消化道出血。

合并心血管风险的痛风患者

合并心血管风险的痛风患者选择非选择性 NSAIDs 理论上安全性更好，如洛索洛芬钠、双氯芬酸等，但短期使用选择性 NSAIDs 一般没有问题。如果正在使用阿司匹林，最好不要和 NSAIDs 同时服用。

根据上述原则，痛风急性发作时选择止痛药并不困难。但痛风患者长期用药还是需要在专科医生指导下进行，自行用药可能会有风险。

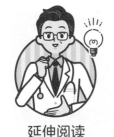

延伸阅读

NSAIDs 的其他不良反应

NSAIDs 除了胃肠道和心血管的风险，还存在肝肾功能损伤、血液系统异常等风险，对于老年及已有肾功能异常的痛风患者，应尽量避免长期使用，尤其不能同时使用两种 NSAIDs。

对于合并肾功能异常的痛风患者，如果在降尿酸过程中出现急性发作，应该选择使用糖皮质激素而不是 NSAIDs，来控制关节疼痛症状。

159 痛风患者可以使用糖皮质激素吗?

扫一扫,听音频

可以。

痛风急性发作期建议使用一线治疗药物秋水仙碱和非甾体抗炎药,如果服药后出现不良反应或者治疗效果不理想,可以考虑小剂量使用糖皮质激素。

痛风患者使用糖皮质激素的目的有两个:预防痛风发作和控制痛风急性发作。糖皮质激素是一种很强的抗炎镇痛药物,可以起到很好的治疗作用;在痛风急性发作期,合理使用糖皮质激素,可以快速消肿、镇痛、消炎、退热。

另外,可以通过在局部关节腔内注射激素来快速消肿止痛,如果症状得到了有效控制,可以逐步减少激素用量。

160 如何合理使用糖皮质激素?

扫一扫,听音频

应在医生指导下使用糖皮质激素。痛风患者持续使用糖皮质激素的时间不能太长。要遵循小剂量服用的原则,当痛风症状减轻时要及时停止服用。

如果长时间自行服用,会导致患者过度依赖激素,带来血尿酸不断升高、肝肾功能受损等不良反应和后遗症。

161 常用降尿酸药物对心血管有哪些影响？

扫一扫，听音频

常用的降尿酸药物有别嘌醇、非布司他和苯溴马隆三种，它们对心血管的影响各不相同。

非布司他

非布司他增加使用者心血管性死亡及全因死亡的风险。因此，痛风合并心血管疾病患者使用非布司他需谨慎。

别嘌醇

痛风合并高风险心血管疾病患者使用别嘌醇，需要密切关注不良反应。如果有条件，推荐在服用别嘌醇前进行 HLA-B*5801 基因检测。

苯溴马隆

苯溴马隆对心力衰竭的血流动力学障碍无改善作用，但在使用苯溴马隆过程中需要大量饮水（治疗初期每日饮水量不得少于 1500 毫升），所以，急性心力衰竭患者使用苯溴马隆需谨慎。

162 碱化尿液的药物对心血管有哪些影响？

扫一扫，听音频

碳酸氢钠和枸橼酸盐制剂是常用的碱化尿液的药物。

- **碳酸氢钠**：长期应用碳酸氢钠需警惕钠负荷过重及高血压，不推荐合并心力衰竭的高尿酸血症或痛风患者使用。
- **枸橼酸盐制剂**：服用枸橼酸盐制剂可能因高钾血症而诱发心律失常，服用过程中应密切监测血钾浓度。

163 痛风急性发作期的治疗药物对心血管有哪些影响？

扫一扫，听音频

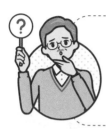

"医生，我今年 56 岁，患高血压好几年了，每天早上吃一次降压药，最近痛风发作，我可以服用哪些药物缓解疼痛呢？"

秋水仙碱：目前研究显示，秋水仙碱在合并心血管疾病患者中无用药禁忌。

非甾体抗炎药：非甾体抗炎药是痛风急性发作期缓解疼痛非常重要的药物，如萘普生、双氯芬酸、对乙酰氨基酚、布洛芬、阿司匹林、吲哚美辛、塞来昔布等。有研究显示，长期应用塞来昔布、双氯芬酸可引起严重心血管事件，心肌梗死和脑卒中的风险都会增加。而应用萘普生的心血管风险比其他非甾体抗炎药低。另外有研究显示，对乙酰氨基酚可能不会增加心血管事件的发生，提示对乙酰氨基酚有较好的心血管安全性，可作为痛风合并心血管疾病患者的首选止痛药物。

糖皮质激素：糖皮质激素也存在一定的心血管风险，与其升高血压、影响脂质代谢等因素有关，对合并心血管疾病的患者具有不利影响，在痛风急性发作期应尽量短期、小剂量使用。

164 降尿酸治疗期间如何预防痛风急性发作？

扫一扫，听音频

长期坚持降尿酸治疗可在一定程度上避免"溶晶痛"的发生。

在降尿酸治疗过程中，患者可能出现痛风反复发作的情况，这种现象就是"溶晶痛"。这并不是病情加重的表现，反而表示药物已经起了作用，此时不要擅自停药或换药，应及时就诊，在医生指导下调整降尿酸药物剂量或者加用消炎止痛药物，可以迅速控制痛风急性发作。

痛风缓解期是降尿酸的好时机

如果在发作期或发作后立即降尿酸，可能会因此引起痛风发作，需等待 7~10 天再进行降尿酸治疗。

降尿酸药物应该从小剂量开始

降尿酸药物不建议一开始就大剂量使用，应从最小剂量开始，根据尿酸下降情况逐渐增加剂量。

降尿酸同时服用消炎止痛药物

可小剂量服用消炎止痛药物如秋水仙碱。如果对秋水仙碱不耐受，可以在医生指导下使用非甾体抗炎药，但不建议长期使用糖皮质激素。如果在降尿酸治疗的过程中有痛风发作的先兆，可以适当增加消炎止痛药物的剂量，及时预防痛风发作。

165 关节不疼不肿了就能停药吗？

关节不疼不肿了也不能停药。

痛风治疗分两个时期：痛风急性发作期，主要是控制关节的炎症，不能加用降尿酸药物，否则有可能加重病情；痛风缓解期，关节不疼不肿了，可以适当加用降尿酸药物，通常可选用非布司他、别嘌醇、苯溴马隆等。也可以联合碱性药物进行治疗。缓解期的治疗是最为重要的。一定要在医生指导下坚持药物治疗，将血尿酸控制在正常范围内，预防痛风及并发症的发生，减少脏器损害。

166 痛风合并高血压，应如何治疗？

研究表明，高尿酸血症和痛风是高血压的独立危险因素。高血压不单单体现在血压值的异常上，还可能引发痛风等并发症。高血压与痛风可能互为因果，互相促进。

痛风合并高血压患者，在重视痛风的诊治和血尿酸水平控制的同时，也要积极治疗高血压，合理选择降压药，将血压控制在理想水平。痛风合并高血压患者应将血压控制在130/80毫米汞柱以下。

167 痛风合并高血压治疗时有哪些注意事项？

扫一扫，听音频

　　此类患者在痛风发生早期，若无关节疼痛，仅表现为血尿酸高于正常值时，可通过非药物疗法和服用降压药进行治疗。若无效，血尿酸高于 550 微摩 / 升且持续半年以上时，应考虑在使用降压药的基础上加用促尿酸排泄类药物。在服药后应多饮水或加服碳酸氢钠来碱化尿液，但应禁用青霉素、头孢类抗生素、抗结核药、磺胺类药、阿司匹林等减少尿酸排泄的药物。

　　此外，在日常生活中要注意劳逸结合，保证充足的睡眠，并坚持进行适量的体育运动，同时坚持低盐、低脂、低嘌呤饮食，一旦痛风发作应及时就诊。

168 痛风合并高血压时如何选用降压药？

扫一扫，听音频

　　一般情况下，应避免使用大剂量利尿剂进行降压治疗。利尿剂易损伤肾小管，不利于尿酸排泄，从而会使血尿酸水平升高，因此痛风合并高血压患者不建议首选利尿剂进行治疗。其他降压药——钙通道阻滞剂、血管紧张素 II 受体拮抗剂、血管紧张素转化酶抑制剂和 β 受体阻滞剂，都可以作为痛风合并高血压患者的首选药物。

169 冠心病治疗时如何选择药物避免痛风发作？

扫一扫，听音频

秋水仙碱凭其广泛的抗炎作用，已逐步被应用于心血管疾病的治疗，此类患者可使用；双氯芬酸、布洛芬均与心血管事件风险相关，心肌梗死等患者应慎用；糖皮质激素可增加血栓事件风险，不宜用于心肌梗死急性期；非布司他可增加心血管性死亡及全因死亡风险，应慎用；此类患者除痛风急性发作期禁用阿司匹林外，禁止使用美洛昔康、塞来昔布等选择性 NSAIDs，首选萘普生；服药期间应碱化尿液、保证饮水量，定期监测血尿酸和肾功能。

170 合并心力衰竭的痛风患者如何选择利尿药？

扫一扫，听音频

目前临床上常用的利尿剂有很多，其中袢利尿剂（如呋塞米、托拉塞米、布美他尼等）可引起高尿酸血症，噻嗪类利尿药（如氢氯噻嗪、吲达帕胺等）也有高尿酸血症的不良反应。

高尿酸血症在长期使用袢利尿剂或噻嗪类利尿药患者中相对常见，有可能导致新发痛风，或较快引起痛风复发，但是临床上诱发痛风的发生率较低。合并心力衰竭的痛风患者应在医生指导下，根据实际病情合理选择利尿剂。

171 降糖药物对尿酸有什么影响？

扫一扫，听音频

　　格列本脲、格列美脲、格列齐特等磺脲类降糖药可影响肾脏的功能，减少尿酸的排泄量。双胍类降糖药可使人体内的乳酸堆积，使乳酸与尿酸竞争排泄路径。胰岛素可使肾脏对尿酸的重吸收增加。

　　因此，长期使用降糖药物的糖尿病患者要定期进行尿酸检查。

172 痛风合并糖尿病患者如何选择降糖药物？

扫一扫，听音频

　　如果没有禁忌证，当痛风合并糖尿病时，可选择恩格列净、利拉鲁肽，还可选择吡格列酮、阿卡波糖、维格列汀等。尽量不选用磺脲类药物或胰岛素。

　　二甲双胍的研究尚存争议，如果必须使用二甲双胍改善胰岛素抵抗，需请医生综合评估病情后再做决定。

　　如果必须选用胰岛素，则可与吡格列酮、阿卡波糖合用，长效胰岛素还可以与格列美脲联合应用，从而减少胰岛素剂量。

173 哪些药物会影响尿酸代谢?

扫一扫，听音频

长期服用某种药物，可能会导致体内尿酸增多，服药者需要定期进行尿酸检查，这对预防高尿酸血症及痛风有积极的作用。某些药物可以减少血尿酸的排泄，提高血尿酸水平，如果使用，必须慎重，建议同时加用促血尿酸排泄的药物。如果长期使用这些药物，定期检测血尿酸水平可以帮助及时调整用量，避免出现严重后果。

利尿剂

如呋塞米、氢氯噻嗪等。这类药物影响肾脏对尿酸的排泄，引起尿酸升高，从而诱发痛风。临床研究发现，几乎所有的利尿剂都可以引起尿酸升高。

部分降压药

如美托洛尔、硝苯地平、氨氯地平等。长期服用这些降压药，可使肾脏血流减少，从而减少尿酸排泄，引起体内尿酸升高。需要提醒的是，氯沙坦可以使尿酸降低。

部分抗菌药

如喹诺酮类（如氧氟沙星、加替沙星等）、青霉素等抗菌药。这些药物大多由肾脏排泄，会影响尿酸的排出，这样一来，体内尿酸水平会逐渐升高。

阿司匹林

临床发现，中等剂量阿司匹林（1～2克／天）会抑制肾小管排泄尿酸，小剂量阿司匹林（<0.5克／天）有可能损害老年人肾功能和尿酸清除能力，因此，在痛风急性发作时，应避免应用阿司匹林。高尿酸血症和痛风患者不宜选用阿司匹林，有溃疡病、肾衰竭的患者也最好选用其他药物。

维生素C

成人每天补充维生素C 50～100毫克即可；如果身体缺乏维生素C，每天可补充100～200毫克。长期大量服用维生素C会引起尿酸盐、草酸钙结石等不利情况，所以服用要谨慎。维生素C属于酸性物质，每天用量大于3克时，可使尿中草酸盐的含量增加10倍以上，从而引起高尿酸血症。

烟酸

烟酸近年来常用于降脂治疗，有良好的辅助降脂作用，但长期使用有明显升高血尿酸的不良反应。

在使用上述药物期间应多饮水，每日的排尿量要在2000毫升以上。必要时可口服碳酸氢钠以碱化尿液。

 提醒

经过多饮水和服用碳酸氢钠后，如果尿酸值仍居高不下，要马上停止使用上述导致高尿酸血症的药物，及时去医院就诊。

174 中医治疗痛风效果如何？

痛风患者单纯使用中药治疗，降尿酸效果不够理想，虽然血尿酸能够轻度下降，但与"达标治疗"的目标还有很大差距，所以不建议有高尿酸晶体负担、每年痛风发作大于 2 次、有强烈降尿酸适应证的患者单独采用中药治疗。

但是，在降尿酸早期使用中药，可以在一定程度上减少"溶晶痛"的发生。而且痛风患者合并症多，易出现腹胀、大便黏腻、全身酸痛不适等症状，合理使用中药能改善不适，也能在一定程度上减轻体重，改善血脂水平。

175 哪些中药可能对缓解痛风症状有用？

中医治疗痛风会根据患者的舌苔、脉象、症状等来选择具有清热解毒、活血化瘀、疏风通络等作用的中药。

比如脾虚湿阻型的患者，可以用健脾的药，如用陈皮、党参、白术、茯苓、山药等泡水喝；湿热型的患者，有口干、口苦、舌苔黄、舌质红的情况，可以用车前草、白茅根、淡竹叶泡茶喝；瘀阻型的患者，尤其是有痛风石或肾功能不全的患者，则可能需要用到解毒化瘀的药物等。这些中药可以帮助患者起到一定的缓解痛风症状的作用。

176 如果吃中药，需要注意什么？

中医治疗常用于慢性病的辅助治疗，但是在痛风急性发作期，效果有限。如果在痛风急性发作期，吃中药不能迅速地控制尿酸，缓解疼痛症状，这时候需要在医生指导下使用西药，如可以使用秋水仙碱、NSAIDs 等来缓解患者的症状。

177 怎样中西医结合用药，伤害小、效果好？

中医治疗痛风仍以降尿酸、缓解症状、控制发作为目标。中西医结合治疗痛风要比单纯的西医药物治疗效果更好。

一般来说，西医治疗主要是口服非布司他、别嘌醇、苯溴马隆、秋水仙碱等药物。中医治疗痛风的方法非常丰富，痛风急性发作期的患者可以到中医门诊进行局部治疗，针灸、点刺放血等都能起到较好的抗炎镇痛作用。当痛风的急性关节炎症状得到缓解后，中医还会根据患者的体质采取辨证施治的思路和方法，推荐一些日常的代茶饮，帮助患者将血尿酸降至达标水平。

因此，患者在痛风缓解期可以使用中药辅助治疗，而在痛风急性发作期可以配合中医外治，从而降低西药的不良反应。

178 到底该不该相信民间治疗痛风的偏方?

扫一扫，听音频

痛风患者在急性发作期，可以在医生指导下尝试将民间流传的"偏方"作为辅助疗法。

蒲公英煮水	蒲公英可药食两用，具有清热解毒、凉血的功效。当痛风急性发作时，煮蒲公英水喝可能会起到缓解疼痛、抗炎消肿的作用。但这种方法对痛风程度较轻的患者可能有效，严重的患者还是建议到医院就诊
鲜竹叶白茅根茶	鲜竹叶白茅根茶有清热、利尿的作用，能促进尿液排泄和尿酸分解。高尿酸血症患者平日里可以通过喝鲜竹叶白茅根茶来降低尿酸，缓解痛风
生姜汁按摩	生姜有活血、散瘀、温通的作用，可改善局部的血液循环，用生姜汁按摩痛风部位可能有一定的缓解作用，但难以缓解痛风急性炎症
乌鸡白凤丸	男性痛风患病率比女性高与女性雌激素的分泌有关，大量雌激素的分泌可以促进尿酸代谢和分解。而乌鸡白凤丸作为女性常用调补气血的药物，具有类似于雌激素分泌的作用，痛风患者服用后可能会起到促进尿酸代谢的辅助作用。如果患者个人认为有效，不妨做个尝试，但不能把它作为常规治疗方案

第五章

生活细节篇

促代谢、防复发

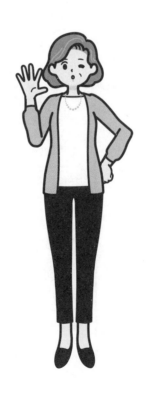

一图读懂本章要点

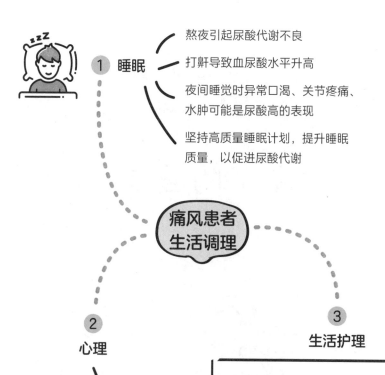

① 睡眠

熬夜引起尿酸代谢不良

打鼾导致血尿酸水平升高

夜间睡觉时异常口渴、关节疼痛、水肿可能是尿酸高的表现

坚持高质量睡眠计划，提升睡眠质量，以促进尿酸代谢

痛风患者生活调理

② 心理

精神压力大可引起痛风发作

进行心理调适，乐观应对痛风

制订身心放松计划，让心灵休个假（户外散步、水边垂钓、常听舒缓音乐、练习书画）

③ 生活护理

定期监测尿酸
冬季做好关节护理
按摩、艾灸促进血液循环
刮痧通畅气血，有助于尿酸排泄
抬高患肢可缓解疼痛
缓解期可泡温泉、泡脚（用泻盐泡脚有效止痛）
避免外伤、感冒等引起痛风急性发作
养成良好的生活习惯

179 为什么熬夜的人容易出现尿酸代谢不良？

扫一扫，听音频

熬夜虽然不会直接导致痛风，但是它会间接影响尿酸代谢。

熬夜对肾功能有影响

人体内的肾上腺皮质激素和生长激素在夜间睡眠时会大量分泌，肾上腺皮质激素能促进糖代谢与肌肉发育，生长激素可促进生长发育、调节人体节律。如果长期熬夜，会使人体节律紊乱，长期下去会导致肾功能受影响，从而容易造成尿酸堆积。

熬夜会降低人体免疫力

人在睡眠状态下，身体的各个器官包括肾脏都处于休息调整状态，如果没有良好的睡眠，就会使身体各个器官尤其是肝脏、肾脏得不到充分的休息，久而久之，人体的免疫力就会下降，出现尿酸排泄不畅，导致血尿酸水平升高，尿酸盐沉积，从而诱发痛风。

熬夜使人体内分泌功能紊乱

熬夜的人生活毫无规律，而这种无规律的生活方式会打乱人体的生物钟，使人体出现代谢失常、内分泌失调的现象，从而影响尿酸的正常排泄，诱发痛风。

血尿酸高竟然和睡觉打鼾有关？

扫一扫，听音频

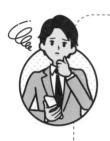

"医生，我睡觉时极易打鼾，在医院进行多导睡眠监测后诊断为阻塞性睡眠呼吸暂停综合征，同时体检得知血尿酸高达 550 微摩 / 升。请问这二者有关系吗？"

睡觉打鼾可导致血尿酸水平升高。

严重的打鼾会造成睡眠过程中反复间断性缺氧，从而增加高血压、冠心病、糖尿病及脑卒中的发病风险，并且与阿尔茨海默病、心律失常和呼吸系统疾病等慢性病直接相关。

有研究表明，患有睡眠呼吸暂停综合征的人群患高尿酸血症的概率更高。很多人觉得睡觉打鼾是一种睡得香的表现，其实，睡觉打鼾有生理性原因和病理性原因，它可能与健康有关。

因为人睡觉打鼾的瞬间会出现短暂性的呼吸停止，此时，体内的血氧含量严重减少，打鼾持续时间过长、频率过密时可能会造成机体缺血缺氧。而机体为了适应这一情况，会增加核苷酸的代谢过程。这一过程会使机体内的核酸物质增加，体内会产生大量内源性嘌呤，嘌呤最终代谢成尿酸，所以尿酸含量也就会急剧增加，从而使血尿酸水平升高。

181 夜间睡觉时有哪些症状是尿酸高的表现？

扫一扫，听音频

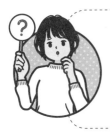

"医生，我睡觉时常常感到口渴，这次一觉醒来发现下肢异常水肿、关节疼痛，检查后发现血尿酸偏高，这是怎么回事呢？"

夜间人体新陈代谢速度下降，易造成尿酸堆积，引发痛风。

异常口渴：体内的尿酸代谢主要是通过肾脏进行的，尿酸如果过多地堆积在肾脏中，就会导致肾脏受损。而肾脏作为调节人体水分代谢的重要器官，一旦受损，就会导致异常口渴。

异常关节疼痛：体内尿酸水平过高，会导致尿酸堆积在身体各个关节处，形成尿酸盐结晶，这样就会造成关节疼痛的问题。如果不加以调控，会导致痛风的发生。

异常水肿：夜晚是人体尿酸水平相对较高的一个时间段，因为这个时候，人体的新陈代谢速度下降，会影响水分和尿酸的代谢，从而导致下肢水肿，甚至出现眼睑水肿的现象。

所以，如果在夜间经常出现以上现象，可能是暗示你体内尿酸已经超标，应及时去医院检查治疗，适当地进行调理，以免尿酸升高诱发并发症，危害身体健康。

怎样坚持高质量睡眠计划以促进尿酸代谢？

扫一扫，听音频

坚持高质量睡眠计划，提升睡眠质量，以促进尿酸代谢。

调整睡姿，准备进入高质量睡眠

不健康的睡姿让身体无法彻底休息，关节受压迫，肌肉过度疲劳，血液循环变差，内脏受挤压。不健康的睡姿也会让大脑无法彻底休息，翻身频率增高，深度睡眠受干扰。睡眠姿势大致包括仰睡、俯睡、左侧睡、右侧睡、蜷睡，可根据自己的睡眠习惯进行调整。

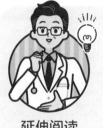

延伸阅读

各种睡姿的注意事项

仰睡者最好选择结实点儿的枕头，爱打鼾者可在后背垫一个枕头。

俯睡者最好选择乳胶泡沫或弹簧床垫，这比一般的床垫更能保护脊椎。

侧睡时女性枕头高度可保持在 7~12 厘米，男性枕头高度可保持在 11~14 厘米。这样能填补肩部以上的空隙，让头颈部得到完美支撑。

蜷睡采用胎儿式睡姿，脊椎和颈脖应保持一条直线。另外，两膝之间可以夹一个枕头。

183 为什么精神压力大容易诱发痛风？

扫一扫，听音频

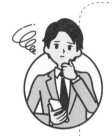

"医生，我是高尿酸血症患者，为了控制尿酸我开始戒烟戒酒，连最爱的海鲜都戒了，严格控制饮食。前阵子夜间感觉到右脚剧烈疼痛，早晨起床后，发现右脚略微红肿，疼痛依旧不减，我知道是痛风发作了。当时我不明白是什么原因引起痛风发作。医生详细询问后，告知我是因为1个月前接了一项新产品的研发任务，不敢有丝毫懈怠，精神压力过大而诱发痛风，这是为什么呢？"

精神压力大可引起尿酸代谢异常，从而诱发痛风。

引起痛风发作的原因很复杂，饮食、精神压力、过度疲劳等很多因素都会引起痛风，痛风发作通常不是由单一原因引发，很可能是由多种因素联合作用而诱发的。痛风发作大多是由于人体血液中尿酸水平过高。而人体内80%的尿酸由内源性嘌呤代谢产生，只有20%的尿酸由饮食中来。饮食是可以控制的外在因素，但是精神压力大是很难控制的内在因素。人如果处于应激状态，特别是情绪异常波动，如过度悲伤、恐惧、沮丧、紧张等，巨大的精神压力会导致内分泌紊乱，造成尿酸代谢异常，导致内源性尿酸急剧上升，从而引起痛风发作。

184 痛风造成心理负担，该如何调节？

扫一扫，听音频

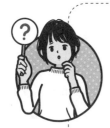

"医生，我刚做完痛风石摘除术。确诊痛风不仅影响了我的生活，也改变了我的性情和心理。在医生指导下，我通过对自身的健康管理，较好地控制了痛风，但我因痛风产生了心理问题。我难以面对长期服药这一事实，产生了心理负担，时常消极面对人生，该怎么办呢？"

学会进行心理调适，保持乐观的心态，有助于缓解痛风。

研究发现，积极乐观的人身心更健康，得病的概率较低。同样，痛风患者保持乐观的心态可以战胜对疾病的恐惧，在平和的心境下身体功能也能得到更好发挥，从而提高免疫力，促进新陈代谢，帮助血尿酸值恢复正常。那么，痛风患者该如何保持乐观的心态呢？下面的方法不妨一试。

1. 每晚抽出一点时间，坐下来回想一天中成功的、积极的和快乐的事情。

2. 坚定信心过好每一天，不沉湎于往事，不过于担心未来。

3. 学会积极思考，乐观面对人生。

185 痛风患者如何在生活中摆脱压力、抑郁和焦虑？

制订一项身心放松计划，让心灵休个假。

扫一扫，听音频

户外散步，心情更阳光

进行户外散步，调节心情，身心压力可以得到释放，对缓解痛风十分有益。

水边垂钓，静心享受日光浴

享受垂钓中的"慢生活"，感受日光浴带来的好心情，不仅能让人产生更积极、稳定的情绪，还能帮助降低血尿酸。

常听舒缓音乐缓解压力

舒缓、悠扬、轻快的音乐可使患者的紧张心情得以放松，恢复平静，起到缓解自觉症状、促进尿酸代谢的作用。

练习书画有助于全身气血流通

通过手指活动能调和气血，活络关节。练习书画时注意力高度集中，能够进入既轻松又舒适的状态，精神获得享受，因而有益身心健康。

186 为什么血糖需要频繁监测而尿酸不需要？

扫一扫，听音频

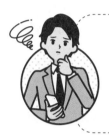

"医生，我是痛风合并糖尿病患者，为什么血糖需要频繁监测，而尿酸不需要频繁监测呢？"

糖尿病危害比痛风大且达标困难。

糖尿病是心血管疾病的危险因素，引发的并发症多且重，而且不像痛风的疼痛那么直接，可能在不知不觉中，由于某些诱因血糖就突然升高了。严重高血糖会引起糖尿病酮症酸中毒、糖尿病高渗性昏迷。若是血糖突然很低，会引起低血糖反应，严重时甚至危及生命。如果频繁监测血糖，就可以有效预防危险事件的发生。而痛风主要是引起疼痛，影响生活质量，高尿酸对人体的损伤是一个缓慢的过程。

糖尿病患者需要监测三餐前后加睡前 7 个点的血糖值，有时候还需要进行夜间血糖监测，都达标才能说明血糖控制得好。而痛风患者不需要区分餐前尿酸值和餐后尿酸值，也不需要太过在意一段时间内尿酸值的轻度波动，只要一段时间内尿酸值达标即可。

187 痛风患者在冬季如何做好关节护理?

做好关节部位保暖工作，适量运动。

做好关节部位保暖工作	出门时需戴上手套和围巾，选择保暖和透气性好的鞋子和裤子，尤其是增加护腿和护腰等保暖设备，这样才能防止冷空气对关节和皮肤带来损伤
多参加户外活动	阳光充足的情况下不妨多外出散步或快步走，能促进局部血液循环，维持关节灵活性。运动时间可安排在上午10点到下午4点。但不能做剧烈运动，如打球或快跑等，以免增加关节压力
调整好锻炼计划	冬季天气恶劣时，不妨选择室内有氧运动。运动需采取循序渐进原则，先从小运动量开始，等身体适应之后，再慢慢增加运动量和运动时间，避免运动量过大
做好拉伸运动	适当做拉伸运动能维持关节灵活性，利于肌肉放松，同时也能提升柔韧性，减少关节问题。冬季可选择室内拉伸运动，如有氧操、健身操、太极拳等

痛风患者能按摩、艾灸吗?

扫一扫,听音频

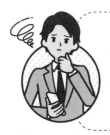

"医生,中医通过按摩、艾灸可促进气血通畅从而治疗疾病、缓解疼痛,痛风患者可以使用这些治疗方法吗?"

痛风缓解期或轻微疼痛时,可以通过按摩、艾灸的方式来辅助治疗。

按摩、艾灸是中医的非药物自然疗法,可直接作用于皮肤、肌肉,从而改善代谢,有较好的活血止痛、缓解疼痛的作用。对于痛风患者而言,可加速血液循环,促进尿酸排泄。因此,按摩、艾灸可作为痛风治疗的一种辅助手段。

需要提醒的是,处于痛风急性发作期的患者疼痛剧烈,活动受限,不宜直接对痛风发作关节实施按摩、艾灸,否则可能会加重病情。处于痛风缓解期和慢性期的患者,病程较长,病情相对稳定,通过按摩、艾灸能缓解痛风的相关症状,并可起到预防痛风复发及减轻痛风致残率的作用。

痛风患者按揉什么穴位止痛好?

扫一扫，听音频

刮按昆仑穴

按摩原理：疏通经络，促进血液循环。

快速取穴：脚和小腿连接处，外踝尖和跟腱（脚后跟往上，足踝后部粗大的肌腱）之间的凹陷处即是昆仑穴。

按摩方法：大拇指弯曲，用指关节由上向下轻轻刮按两侧昆仑穴各 1~3 分钟。

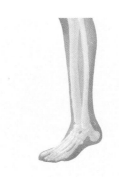

按揉太溪穴

按摩原理：利尿排浊，有助于尿酸排出。

快速取穴：内踝尖和跟腱（脚后跟往上，足踝后部粗大的肌腱）之间的凹陷处即是太溪穴。

按摩方法：用对侧手的拇指指腹按揉太溪穴 3 分钟，力量柔和，以有酸胀感为度。

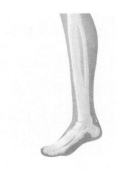

190 痛风患者能刮痧吗？

扫一扫，听音频

痛风患者可以刮痧。

中医认为，万病由痧起，尿酸也是人体一种"痧"。一般需要刮痧的部位包括背部、上肢部、下肢部等。刮痧可以刺激人体经络、通畅气血，促进全身血液循环，从而有助于尿酸排出体外，在一定程度上缓解痛风症状。

191 痛风患者刮痧时有哪些注意事项？

扫一扫，听音频

刮痧之后不能着凉受寒，一定要及时穿上衣服。一般刮痧当天不建议洗澡。刮痧后1~2天身体局部出现轻微疼痛、痒感等现象是正常的。夏季出痧部位不直吹风扇或空调，冬季应注意保暖防寒。

刮痧疗法具有严格的方向、时间、手法、强度和适应证、禁忌证等要求，有出血倾向、皮肤高度过敏、极度虚弱、严重心力衰竭的患者均应禁刮或慎刮。患者要根据病情严格遵循操作规范或遵医嘱，不应自行在家中随意操作。

192 痛风患者能泡温泉吗？

扫一扫，听音频

痛风患者可以适当泡温泉。

对于已经进入慢性关节炎期的痛风患者，泡温泉可以改善病变关节血液循环，对于缓解疼痛有一定的辅助作用。但是，痛风患者泡温泉时间不能过长，温度不能过高，避免造成已形成的痛风石破溃。对于已经伴有痛风石破溃的患者，应避免泡温泉，以减少局部感染的发生。泡温泉时还需要注意保暖，避免着凉，以免诱发痛风。

193 痛风急性发作期可以泡温泉止痛吗？

扫一扫，听音频

痛风急性发作时炎症反应较重，患者常常出现关节红肿热痛。此时泡温泉可能会加重关节的炎症反应，关节肿痛会更强烈。所以，痛风患者在急性发作期应尽量不泡温泉，以避免加重症状。在痛风缓解期，尿酸水平稳定控制后，就可以适当泡温泉，能够促进人体新陈代谢，对于缓解关节疼痛也有一定的帮助。

194 痛风发作时可以泡脚吗？

扫一扫，听音频

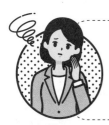

"医生，我平时有用热水泡脚的习惯，但在痛风发作的当天晚上泡脚，脚更痛了，这是为什么呢？"

痛风发作 24 小时后可用热水泡脚。

在脚部痛风急性发作期间使用热水泡脚，不但不能缓解疼痛，还有可能导致疼痛和红肿症状更加明显。通常痛风发作 24 小时后才可以使用热水泡脚。痛风石破溃的患者不能泡脚，要第一时间清理创伤口，防止发生感染。

痛风患者泡脚需要注意以下两点。

- ◉ **控制好温度和时间**：用热水泡脚时需要将温度控制在 40℃左右。泡脚时间应控制在 15 ~ 20 分钟。
- ◉ **泡脚后不要晾干要擦干**：泡脚之后毛孔会张开，如果没有及时擦干脚，可能会因为受风引起痛风发作。在泡脚后应尽快擦干脚并穿上袜子，千万不要晾干。

195 用泻盐泡脚可以缓解痛风疼痛吗？

扫一扫，听音频

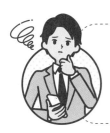

"医生，我痛风发作了，这几天感觉脚趾像火烧一样痛。听说用泻盐泡脚可以止痛，这是真的吗？"

用泻盐泡脚可以有效止痛。

泻盐在医学上又被称为硫酸镁，是一种天然的肌肉松弛剂，可用于缓解肌肉酸痛，具有镇静、抗痉挛、消肿的作用。泻盐的作用机制是将液体从组织中抽出，从而减少肿胀。

在脚部发生痛风疼痛的时候可以在医生指导下使用泻盐泡脚，能够起到快速止痛的效果。痛风患者在脚部出现难以忍受的疼痛时可以尝试将自己的脚放入含有泻盐的水中浸泡 20～30 分钟，能起到镇静止痛的效果。

痛风患者还可以将泻盐用水调好敷在痛处，能够促进尿酸排出体外，从而有利于缓解痛风。但是，如果痛风部位有破溃，则不能使用此方法。

痛风急性发作时可以使用热敷或冷敷止痛吗？

扫一扫，听音频

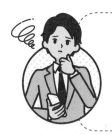

"医生，前段时间我的大脚趾突然疼痛，就赶紧用热毛巾去敷痛处，不料痛得更厉害了。请问痛风急性发作时热敷好还是冷敷好？"

不建议热敷或冷敷。

痛风急性发作常常会引起关节红肿、发热、剧烈疼痛。但痛风引起的炎症与一般外伤、慢性关节炎不同，并不建议患者通过热敷或冷敷缓解症状。

热敷	冷敷
痛风急性发作期皮肤局部温度升高、血管扩张，热敷会使得温度更高，血管扩张更厉害，局部血流量增加，加重病变部位充血水肿，进一步加重炎症。因此，在痛风急性发作期（尤其是 48 小时内）不建议热敷。	运动扭伤时常用冰镇矿泉水、冰袋等进行局部冷敷，从而减轻局部充血和渗出，帮助止痛。痛风急性发作期进行冷敷可以暂时使局部疼痛减轻，但是频繁低温刺激会使局部血管收缩，血流减慢，不利于痛风炎症的消散。而且局部低温更容易导致尿酸形成结晶沉积于关节，长此以往，只会使局部炎症加重。

197 痛风急性发作时抬高患肢可以缓解疼痛吗？

扫一扫，听音频

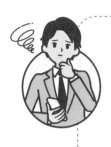

"医生，去年单位体检时我发现自己有高尿酸血症，这次估计是吃了太多海鲜，诱发了痛风，现在只能卧床休息。除了吃药、喝水，我还可以做些什么缓解脚部肿痛呢？"

下肢疼痛的痛风患者可抬高腿部缓解症状。

一般来说，痛风急性发作时，疼痛部位通常会存在水肿的情况。许多痛风患者的疼痛往往发生在下肢，那么就可以采用抬高患肢的方法，能够缓解疼痛。

痛风患者进行卧床休息时，可以适当将腿抬高，有助于缓解痛风带来的疼痛。可将患肢抬高 30 度左右，或者在患肢下面垫一个枕头，这样能够帮助静脉血液回流，一方面减轻水肿，另一方面避免患肢受压，缓解关节疼痛感。

198 外伤为什么会引起痛风急性发作？

扫一扫，听音频

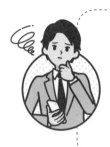

"医生，我是痛风患者，几天前下楼时不小心崴脚了，脚踝肿胀，难以行走，第二天痛风突然发作，大脚趾也开始剧烈疼痛。我一直遵医嘱吃药，严格控制饮食，这次痛风发作是崴脚引起的吗？"

意外造成的损伤可诱发痛风。

痛风急性发作可发生在足部、踝部、膝盖、肘部、腕部、指部等多处关节。第一跖趾关节，也就是大脚趾，是全身各关节中单位面积受力最大的关节，常有慢性损害倾向。因此，第一跖趾关节往往是痛风首次发病的关节，也是发病频率最高的关节。

如果因为上下楼、崴脚、扭伤、鞋子不合适、长期穿高跟鞋等情况造成关节损伤，尿酸盐结晶一旦脱落就可导致痛风急性发作。日常生活中，高尿酸血症和痛风患者应该尽量穿舒适的鞋子，注意行走安全，避免长时间、高强度的运动，才能更好地保护各关节，预防痛风发作。

199 感冒有可能引起痛风急性发作吗？

扫一扫，听音频

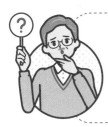

"医生，我今年 65 岁，确诊痛风 10 年了。上周感冒时，痛风突然发作，这是为什么呢？"

感冒时免疫力下降，可能使尿酸无法正常代谢而引起痛风急性发作。

感冒时机体免疫力下降，感染导致白细胞增多，组织细胞大量被破坏，引起尿酸产生过多和尿酸排泄障碍，血尿酸水平快速升高，此时血尿酸代谢能力减退，导致更多的尿酸盐晶体沉积、析出，对关节滑膜造成一定的刺激，从而诱发痛风。因此痛风患者除了需要遵医嘱合理用药、严格控制饮食，还需要注意预防感冒，以免诱发痛风。

此外，引起痛风急性发作的原因还包括心脑血管疾病发作、外科手术等。

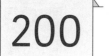 **痛风患者应养成什么样的生活习惯呢?**

扫一扫，听音频

养成良好的生活习惯，可以帮助预防痛风发作与并发症。

　　痛风是一种相对容易治疗的疾病，养成良好的生活习惯有助于控制血尿酸值。

- **节假日也要在固定时间起床**：想要过健康规律的生活，即使在节假日也应该在固定时间起床，在痛风缓解期可以进行晨间散步等有氧运动。
- **养成吃早餐的习惯**：吃早餐是规律生活的必要条件，不仅有助于管理体重，还可以促进新陈代谢，改善消极情绪。
- **平衡工作与生活**：为了有效率地工作和保持身体健康，要平衡好工作与生活，不要经常加班。
- **避免久坐不动**：在午休时间或者工作空档可以适当休息一下，进行散步等活动，避免久坐，养成每天活动身体的习惯。
- **珍惜和家人吃晚餐的时间**：想要均衡膳食，就要尽量避免在外就餐，养成在家吃晚餐的习惯，和家人一起吃晚餐也可以增进与家人的感情。
- **养成良好的睡眠习惯**：就寝前可以听听喜欢的音乐，放松后再入睡，有助于深睡眠，良好的睡眠有助于预防痛风发作。
